Mit Rücken-, Knie- und Hüftproblemen leichter leben

AF201304

Mit Rücken-, Knie- und Hüftproblemen leichter leben

Ergonomische Laufgymnastik
Ohne Belastung
locker, beschwingt
gehen, wandern, walken,
Treppen steigen ...

von

Hans Zirngibl

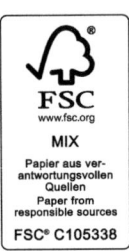

Bibliografische Informationen der Deutschen Nationalbibliothek.
Die Deutsche Nationalbibliothek verzeichnet diese Publikation in
der Deutschen Nationalbibliografie; detaillierte bibliografische
Daten sind im Internet über http://dnb.dnb.de abrufbar.

© 2018 Hans Zirngibl

Hersteller und Verlag

BoD – Books on Demand, Norderstedt

ISBN: 9783746057187

Inhaltsverzeichnis

Einführung

Durch den aufrechten Gang haben wir mehr Überblick bekommen und so wurden wir im Lauf der Evolution zwar mit einem besseren Gehirn ausgestattet, jedoch weist unser Skelett einige Schwachstellen auf.

Mit diesen Mängeln umzugehen und das Beste daraus zu machen ist ergonomisch.

Der wunde Punkt in der körperlichen Entwicklung der Menschheit war die Stelle, als der Affe durch Aufrichten allmählich zum Menschen wurde.

Die Wirbelsäule knickt unmittelbar über dem Kreuzbein vertikal ab, anstatt den Rumpf horizontal zu überspannen.

Der Knick führt zu einer Belastung an diesem Knackpunkt von 100 Kilopond im Stehen, 220 Kilopond beim Bücken und 150 Kilopond im Sitzen.[1]

Wenn Sie es eilig haben und möglichst schnell gehen, kommen Sie vorlastig aus dem Gleichgewicht, denn dabei liegt der Schwerpunkt vor Ihnen, anstatt unter dem Körper.

Allerdings sind dadurch Ihre Gelenke und die Lendenwirbelsäule einem starken Verschleiß ausgesetzt. Sind Sie nicht mehr in Eile, was offenbar selten der Fall ist, könnten Sie eigentlich normal im Gleichgewicht gehen.

1) Geo Artikel: Das Gerüst des Lebens

Aus Gewohnheit und provoziert durch die tägliche Hetze, bewegen wir uns fast ausschließlich im Schnellgang.

In einem normalen Tempo zu gehen oder etwa lässig entspannt zu schlendern ist eher die Ausnahme. Somit werden die Gelenke permanent belastet, verstärkt durch Sport oder Übergewicht, was meist in späteren Jahren zu gravierenden Schäden führt.

Mit der „Ergonomischen Laufgymnastik" vermeidet man ein Hohlkreuz, kommt ins Gleichgewicht und schont sowohl den Rücken als auch die Gelenke. Dadurch ergibt sich ein alternativer, ergonomischer Bewegungsablauf, den Sie sich im Alltag angewöhnen können. Einer gezielten Überlastung sind Sie dann nur beim Sport oder in Ausnahmefällen ausgesetzt.

Durch die „Ergonomische Laufgymnastik" (ELG), als Selbsthilfe im Alltag, werden sowohl die Wirbelsäule als auch die Gelenke vom Gewicht des Körpers größtenteils entlastet. Das richtet sich vor allem an Menschen, die wegen Rücken-, Knie- Hüft- oder Fußbeschwerden beeinträchtigt sind. Kann sich jemand nicht mehr schmerzfrei bewegen, kommt weder ein längerer Spaziergang noch Breitensport infrage, um eine allgemeine Fitness zu erreichen.

Damit bleibt oft nur noch die medizinische Behandlung, die durch die gelenkschonende Bewegung der ELG unterstützt werden kann.

Die gleichzeitige Schonung aller Gelenke und der Wirbelsäule durch die alternative Bewegung führt in vielen Fällen zu einer sofortigen Entlastung und Schmerzreduzierung.

Zwischen Sport und eingeschränkter Bewegung gibt es eine Lücke, welche die ELG zu schließen vermag.
Mit Recht weisen Fachleute darauf hin, dass der vorlastige Bewegungsablauf im Hohlkreuz notwendigerweise eine ausgeprägte Muskulatur des Rückens und der Knie erfordert, die man nur mit einem permanenten Training erreicht.
Jedoch sind die Schwachpunkte dabei weiterhin die beweglichen Teile wie Wirbelsäule, Knie- und Hüftgelenke, auch wenn sie durch kräftige Muskeln gehalten werden.

Übersehen wird dabei, dass vielen Menschen, die schon älter oder untrainiert sind, die nötige Muskelkraft abgeht.

Manche sollten wegen Übergewicht Sport treiben, aber oftmals liegt es an der Bequemlichkeit, dass sie sich zu wenig bewegen.
Andererseits ist es eine Energieleistung, wenn jemand mit dem doppelten Gewicht eines trainierten Läufers mit schmerzenden Knien hoch -und vorwärts springen soll.

Dazu kommen noch diejenigen, die sich im Beruf Schäden zugezogen haben und in der Bewegung zu sehr eingeschränkt sind, um dauerhaft ein normales Muskeltraining zu absolvieren.

Ähnlich ist es nach krankheitsbedingten Problemen der Gelenke, nach Sportverletzungen und evtl. nach Operationen.
In allen diesen Fällen reicht die Muskelkraft nicht aus, um eine Überlastung der Gelenke in einer vorlastig instabilen Haltung zu verhindern.

Auch Übergewichtige können sich belastungsfrei, locker und leicht durch das kraftsparende Gehen der ELG bewegen, ohne sich „sportlich" quälen zu müssen.
Mit der ergonomischen Gewichtsverteilung wird die Statik des Körpers im absoluten Gleichgewicht stabil – von vorn nach hinten und von rechts nach links.

Mit einer geringfügigen Veränderung der Körperhaltung ergibt sich ein der menschlichen Anatomie entsprechender belastungsfreier Bewegungsablauf beim Gehen, Anheben einer Last, beim Treppensteigen und besonders zum schwungvollen Wandern bzw. Bergwandern – bergauf, bergab.
Damit lässt sich ein weiterer Verschleiß von Rücken, Knien, Hüften und Füßen verhindern.

Durch die schwungvolle Laufgymnastik laufen Sie unverkrampft mit müheloser Lockerheit.
So können Sie auf Dauer auch psychisch entspannen, Stress abbauen und zu mentaler Ausgeglichenheit und Stärke finden.
Die ELG ist keine weitere neue Rückenschule, vielmehr eine gelenkschonende alternative Möglichkeit zur üblichen Bewegungsform.

Bei der ergonomischen Vorwärtsbewegung sind nicht nur die Beine aktiv, es ist auch schwungvoll der ganze Körper beteiligt.
Eine natürliche Bewegung, die der menschlichen Anatomie entspricht und die man sich im Alltag angewöhnen kann.
Grundlage ist die entspannte Grundhaltung, die sowohl als Basis für das gesundheitsorientierte Fitnessprogramm dient als auch das weitere Leben erleichtert.
Mit der ELG können Sie sich (trotz Handicaps) in der Regel locker, mühelos und schwungvoll wieder mehr bewegen, und Sie bekommen dadurch eine gesundheitsorientierte allgemeine Fitness.

Dabei geht es nicht um sportliche Leistungsbeweise. Sport ist zwar sinnvoll, jedoch irgendwann nicht mehr auf Kosten der Gelenke und der Wirbelsäule.
Im Sport versucht man, die Muskulatur leistungsfähiger zu machen, um u. a. dem altersbedingten Muskelschwund (ab 40 Jahren) vorzubeugen.
Ein Muskeltraining, ohne die Gelenke und die Wirbelsäule zu belasten, ist bei Problemen im Kreuz oder in den Knien schwierig.
Andererseits trägt aber eine kräftige Muskulatur zur allgemeinen Gesundheit des Körpers wesentlich bei.
Ein zusätzliches Muskelaufbautraining sollte bei Beschwerden unter fachlicher Anleitung erfolgen.
Werden individuelle Probleme beachtet, sind Rückenschule und ähnliche Programme durchaus ratsam, aber nur, wenn damit kein weiterer Gelenkverschleiß einhergeht.

Es gibt Leistungssport, Breitensport, sportliche Gymnastik. Auch Wandern, Spazierengehen, Gartenarbeit oder Treppensteigen würde die körperliche Fitness fördern.
Ist die damit verbundene Belastung nicht mehr möglich, gibt es nur wenige Alternativen, um sich selbst fit zu halten.
Im Sport werden Muskeln (gezielt?!) „überfordert", damit sie durch Anreize an Kraft und Masse zunehmen, was ebenso für die Knochen gilt. Zudem ist die Muskulatur am Stoffwechsel des Körpers beteiligt. Jedoch besteht die Gefahr, bewegliche Teile wie die Gelenke zu verschleißen.
Unterforderung ist ebenso schlecht wie unqualifizierte Überforderung. Muskelschwund, Osteoporose und Kreislaufprobleme können die Folgen einer Unterforderung von Muskeln und Knochen sein.
Vor allem, wenn jemand durch das Handicap seiner Beschwerden gehindert wird, sich genügend zu bewegen.

Die ELG ermöglicht jedoch bei vielerlei Problemen des Bewegungsapparates immer noch ein moderates Fitnessprogramm ohne Verschleißerscheinungen wie Arthrose oder Arthritis.
Dabei steht die Verbesserung der gesamten Lebensqualität im Vordergrund.
Es ist ein Erfolgserlebnis, wenn man durch eigene Initiative Beschwerden von Rücken, Knie, Hüfte und Fuß in den Griff bekommen kann. Der Maßstab dafür ist das Nachlassen von Schmerzen – womöglich Schmerzfreiheit.

Durch die regelmäßige (tägliche!?) dynamische Bewegung können sich Muskeln, Knochen und Gelenke regenerieren. Gibt es dadurch wieder mehr Gelenkschmiere, reiben die Knochen nicht schmerzhaft aufeinander.

Wenn z. B. morgens Steifheit und ein Anfangsschmerz auftreten, wird es zum Bedürfnis, sich durch die ergonomische Gymnastik wieder locker und entspannt bewegen zu können.
Eine technisch sorgfältig ausgeführte Bewegung, sei es die rhythmische Gymnastik auf der Stelle oder alternatives Gehen, mindert Schmerzen besser als passive Ruhigstellung.
Dazu ist es wichtig, ohne Eile auf die Laufelemente zu achten und zu erfühlen, welche Auswirkungen die Ergonomische Laufgymnastik auf die jeweiligen Bewegungen hat.
Die Achtsamkeit auf den Bewegungsablauf verbessert das Körpergefühl, die Körperbeherrschung, den Gleichgewichtssinn, das Koordinationsvermögen und die Konzentrationsfähigkeit automatisch beim schwungvollen Gehen.
Damit fördern Sie sowohl die körperliche Beweglichkeit, wie auch ein Gedächtnistraining durch Gehirnjogging.
Im Kapitel „Psychosomatik" finden Sie eine detaillierte Erklärung dafür.

Da Sie sich für Selbsthilfe interessieren, wollen Sie offenbar nicht wie viele andere, passiv auf dem Sofa sitzen, sich behandeln lassen und Ihre Leiden befördern bis zum Pflegefall.

Mit Eigeninitiative immer in Bewegung zu bleiben ist wohl eines der wirksamsten Instrumente, um sich auch mit bereits vorhandenen Beschwerden oder als älterer Mensch wieder eine gute Beweglichkeit zu sichern. Durch falsches Gehen, Treppensteigen, sportliche Überforderung usw. wird der Gelenkverschleiß immer kritischer, die Bewegungsmöglichkeiten eingeschränkt und durch mehr Körperfülle belastender.

70% der Deutschen haben einmal monatlich Rückenschmerzen. Bei 38 Millionen Arztbesuchen, vor allem wegen Verspannungen durch zu wenig Bewegung waren 85% nicht diagnostizierbar, da es sich um psychische Ursachen handelte.

Täglich eine halbe Stunde moderate Bewegung würde angeblich 50% aller Rücken-Operationen verhindern.

Mit der ELG hat sich fast von selbst eine Methode herauskristallisiert, in der sich Gesundheit wie auch körperliche Fitness und mentale Elemente verbinden.

Das Kapitel „Schritt für Schritt" beschreibt den vollständigen Bewegungsablauf.

Der der letzte Teil dieses Ratgebers gilt dem körperlich gesundheitlichen wie auch dem mentalen Aspekt, der sich mittels der ELG positiv beeinflussen lässt.

Die damit verbundene „Entschleunigung" trägt zur mentalen Regeneration bei.

Sehen Sie die ELG als eine Selbsthilfe im Alltag zu einer dauerhaften besseren Beweglichkeit und mehr Lebensqualität.

Sie bekommen Vorschläge und Anregungen, wie Sie mit Rücken,- Knie- und Hüftbeschwerden im Alltag besser zurechtkommen und sich ohne weiteren Gelenkverschleiß wieder locker und vielleicht schmerzfrei bewegen können.

Entscheiden Sie selbst aufgrund evtl. bestehender Beschwerden ob und wie Sie diese Möglichkeiten nutzen.

Wie man automatisch versucht, sich so zu bewegen, dass ein schmerzendes Knie oder der Rücken entlastet sind, damit der Schmerz nachlässt.

1. Teil
Information
Worum es geht

Stellen Sie sich vor, Sie hätten Arthrose und Arthritis im rechten Knie. Wegen starker Schmerzen können Sie das Kniegelenk nicht mehr abbiegen. Also werden Sie humpeln und das andere Knie stärker belasten. Diese einseitige Schonhaltung bringt den gesamten Bewegungsablauf aus dem Gleichgewicht, sodass sie Probleme mit dem Rücken und den Hüften bekommen können. Das wirkt sich auf die gesamte Statik negativ aus und beeinträchtigt das Körpergefühl für eine koordinierte Bewegung immer mehr.

In der üblichen vorlastigen Haltung, mit der verstärkten Belastung auf das gesunde vorgebeugte Knie, muss der Fuß beim Abrollen noch mehr Körpergewicht tragen.

Das linke Knie, ebenfalls mit Arthrose, entzündet sich und Sie gehen mit steifen Beinen auf den Fersen.

Der in sich geschlossene Bewegungszyklus der ELG vermeidet jede einseitige Schonhaltung.

Da alle Gelenke und die Wirbelsäule gleichzeitig entlastet sind, wird ein schmerzendes Gelenk automatisch mit geschont.

Die ergonomische Bewegung hat sich dadurch ergeben, dass ich Arthritis in beiden Knien und gleichzeitig einen Bandscheibenvorfall hatte, wobei jede falsche Bewegung eine schmerzhafte Katastrophe war. Nur das Gehen auf den Fersen machte den Schmerz in den Knien und auch im Rücken erträglicher.

Wie sich herausstellte, muss sich das Körpergewicht unter, anstatt vor dem Körper befinden. Deshalb darf man nicht ins Hohlkreuz fallen. Außerdem ist es offenbar für eine stabile Statik notwendig, dass der Unterschenkel senkrecht steht und nicht nach vorn geneigt ist. Andernfalls ergibt sich vorlastig ein spitzer Winkel, durch den das Knie aus der senkrechten Linie ausschert.

Bei jedem Schritt lastet das ganze Körpergewicht auf dem gebeugten Kniegelenk und nur Muskeln und Bänder verhindern, dass das Knie vorwärts wegbricht. Entsprechend stark sind die Belastung und der Verschleiß für das Gelenk. Reiben bereits die Knochen aufeinander, kommt es zur Entzündung und der Schmerz ist kaum auszuhalten, wollte man das Knie weiter strapazieren.

Der Schmerz ist das Signal dafür, dass etwas nicht in Ordnung ist, dass etwas falsch läuft. Somit lässt sich definieren, was eine falsche und was eine „richtige" Bewegung ist, die offenbar der menschlichen Anatomie entspricht.

Seit über zehn Jahren laufe ich schmerzfrei mit der alternativen Technik der Ergonomischen Laufgymnastik fast täglich drei bis vier Kilometer trotz mehrerer Bandscheibenvorfälle, Arthrose in beiden Knien und leichteren Hüftproblemen. Allerdings darf ich weiterhin keine „falsche" Bewegung machen; wenn doch, bin ich froh um ärztliche Diagnose und Physiotherapie.

Ein ähnlicher spitzer Winkel wie im Knie ergibt sich in der Wirbelsäule durch ein Hohlkreuz.

Dieser Knick an der lumbosakralen Bandscheibe ist vielen Menschen durch Kreuzschmerzen im unteren Rücken bekannt. Die gesamte Statik des Körpers gerät in eine labile Position.

Vermeidet man ein Hohlkreuz, stellt das Becken hoch, unter Belastung den Oberschenkel und den Unterschenkel mit der Wirbelsäule in eine gerade, stabile Linie zu den Fersen, sind Wirbel und Gelenke kaum mehr belastet.

In manchen Situationen nehmen wir unbewusst eine der menschlichen Anatomie entsprechende ergonomische Haltung ein.

Machen Sie den Test und tragen Sie rechts und links ein Gewicht, etwa je eine Kanne mit fünf bis zehn Liter Wasser, und Sie werden automatisch den Schwerpunkt auf die Fersen nach hinten verlagern ohne die Knie beim Gehen spitzwinklig nach vorn abzubiegen.

Haben Sie Kreuz- oder Knieschmerzen, nehmen Sie drei Liter. Womöglich werden Ihre Schmerzen weniger, wenn Sie mit dieser Bewegung (und einem imaginären Gewicht) gehen.

Beobachten Sie, wie ein Skifahrer bei der Skiabfahrt den Unterschenkel senkrecht hält und im den Knien nach hinten wippt.

Ergonomisch d. h. anatomisch „richtig", ist die Bewegung beim Skilanglauf, denn das Laufen in dieser stabilen Haltung und dem Schwerpunkt unter dem Körper entspricht fast genau der alternativen Bewegung der Ergonomischen Laufgymnastik.

Auch mit Schmerzen im Knie ist es kein Problem, das Gelenk nach hinten ohne Belastung abzubiegen.

Wie üblich im Hohlkreuz zu stehen und zu gehen, ist anatomisch eine Fehlhaltung. Beim Gehen liegt der Schwerpunkt vor dem Körper und man gerät vorlastig aus dem Gleichgewicht. Dadurch kann man etwas schneller gehen und rennen, wenn es notwendig sein sollte. Jedoch laufen wir auch aus Gewohnheit immer eiligst in dieser vorlastigen Haltung. Somit sind sowohl die Wirbelsäule als auch die Knie einer hohen Belastung und permanentem Verschleiß ausgesetzt.

Mit Recht wird darauf hingewiesen, dass eine kräftige Muskulatur Schmerzen im Rücken und den Gelenken verhindert. Aber es ist kaum zu erwarten, dass alle Untrainierten, Senioren und Übergewichtigen zu austrainierten Sportlern werden, deren Gelenke mit genügend muskulärem Halt versehen sind. Das ist auch der Grund dafür, dass viele Menschen, besonders Frauen, mit kurzen, schnellen Stakkatoschritten gehen. Ist weniger Muskelkraft vorhanden, kann man dadurch die Kniebelastung geringer halten. Eine ausgeprägte Muskulatur ist u. a. für den Stoffwechsel des menschlichen Organismus wichtig. Um einem altersbedingten Muskelschwund vorzubeugen, darf die dafür nötige Bewegung zum Muskelaufbau jedoch nicht auf Kosten der Gelenke oder der Wirbelsäule gehen. Verantwortlich für Gelenkprobleme ist in hohem Maße das vorlastige Laufen im Ungleichgewicht.

Die Ergonomische Laufgymnastik vermeidet eine vorlastige Haltung und Bewegung im Ungleichgewicht.

Das gesamte Gewicht lastet nicht mehr einseitig abwechselnd auf der Lendenwirbelsäule, einem Knie- oder Hüftgelenk bzw. dem Fußgewölbe. Vielmehr verteilt sich die Last hauptsächlich auf Po und Ferse.

Der Unterschied zwischen dem üblichen und dem alternativen Bewegungsablauf beim Gehen:
Vorlastig im Hohlkreuz, mit Spannung im Rücken, prallt das vorgestreckte Bein mit der Ferse punktuell auf. Der Stoß setzt sich über das Knie und die starre Hüfte in die Wirbelsäule fort. Während des Abrollens muss zuerst der Fuß die volle Körperlast tragen, die anschließend vom spitzwinklig nach vorn gebeugten Knie übernommen wird.
Die Hüfte ist angespannt „gesperrt", wenig beweglich und stemmt sich mit dem Hüftgelenk dem Stoß der Ferse und dem Druck der Vorwärtsbewegung entgegen.

ELG: Kein Hohlkreuz – alternative Haltung mit lockerer Hüftbewegung in alle Richtungen.
Herüben setzt die Ferse vorn mit der flachen Sohle auf, das Standbein übernimmt mit dem senkrecht stehenden Unterschenkel das Körpergewicht, das Knie ist dabei leicht nach hinten gebeugt (Idealwinkel).
Drüben streckt sich das stützende Bein, gibt das Gewicht diagonal herüber ab, wird frei und kann ohne Belastung abrollen (keine Einlagen mehr).
Die Hüfte ist locker beweglich und lässt das Gewicht und den Druck durch an Po und Ferse.

Durch das intensive Schwungtraining der ELG, ohne einen Stoß in die Wirbelsäule, wird die Stützmuskulatur des Rückens, das „Muskelkorsett", besonders gekräftigt.
Ein starkes Muskelkorsett schützt und stützt die Wirbelsäule und trägt zu einer straffen Körperhaltung bei.
Im <u>Hohlkreuz</u> verharrt die <u>Hüfte unbeweglich</u> <u>fest</u> und sperrt sich gegen Stoß und Druck. Somit schlagen diese Kräfte negativ auf dieHüftgelenke und die Wirbelsäule durch.
Das <u>ergonomisch hochgestellte Becken</u> ist frei <u>beweglich</u>, übernimmt diese Kräfte nicht, sondern leitet sie weiter an den Po und über das nach hinten durchgestreckte Bein zur Ferse. Stoß und Druck kommen weder im Hüftgelenk noch in der lumbosakralen Bandscheibe an.
Po und Ferse übernehmen das gesamte Köpergewicht.
Die Bewegung der <u>ELG</u> ist in etwa die gleiche wie beim Ski-Langlauf. Dabei steht der Unterschenkel senkrecht (Idealwinkel) zum Gleitski und trägt ohne Kniebelastung das Körpergewicht.
Der andere Fuß rollt drüben <u>belastungsfrei</u> ab.

Übrigens, sowohl bei der ELG als auch beim Ski-Langlauf sackt der Körper kurz zu einer entspannten Ausholbewegung nach hinten-unten.
Wie ein Stoßdämpfer wirkt die jeweilige Poseite im Verein mit der nach hinten nachgebenden Kniebeuge und der lockeren Bewegung in der Leiste und der Hüfte.
Die Po-Muskulatur wird somit permanent trainiert.

Im Hohlkreuz ist der vorlastige Bewegungskreislauf zwar anatomisch falsch, aber man kann schneller rennen. Allerdings auf Kosten von Wirbeln und Gelenken.
Solange Sie nicht auf der Flucht sind, sollten Sie ergonomisch-alternativ locker gehen bzw. sich zügig entspannt mit der dynamischen Schwungtechnik der ELG bewegen.
Haben Sie nicht die Nerven, auf den nächsten Bus zu warten, müssen Sie wie bisher ins Hohlkreuz fallen und hinterher rennen, ohne Rücksicht auf Knie- und Hüftgelenke, Ihren Rücken oder Spreizfuß.
Versuchen Sie nicht, die beiden Bewegungskreisläufe zu vermischen, wenn Sie es eilig haben. Zerrungen und Wadenverhärtung könnten die Folge sein.
Zu Übungszwecken kann man bei langsamem Tempo schrittweise die Elemente der ELG in die üblichen vorlastigen Abläufe einfügen.

Beachten Sie, ob Sie ein Problem mit der alternativen Bewegungsmethode koordinieren müssen. Vielleicht ist es notwendig, das ergonomische Bewegungselement für Ihr spezielles Problem etwas abzuändern.
So, wie Sie ja bereits täglich beim Gehen, Treppensteigen, Bücken usw. ein Rücken-, Hüft-, Knie- oder Fußproblem beachten müssen, sollten Sie prüfen, ob sich alle ergonomischen Techniken mit Ihrem gesundheitlichen Status vertragen.
Dazu ist es wichtig, die Körperwahrnehmung zu entwickeln, um ein Gefühl dafür zu bekommen, wie sich die Bewegung anfühlt.

Probieren Sie eine ungewohnte Bewegung zuerst vorsichtig und langsam aus.
Ein Schmerzsignal kann dabei durchaus von Vorteil sein damit Sie wissen, ob ein Bewegungselement für Sie möglich ist oder nicht.
Damit es keine einseitige Schonhaltung auf Kosten anderer Bereiche gibt, müssen Sie eine Lösung finden, die in den gesamten Bewegungskreislauf eingepasst werden kann.
Nur so ist es möglich, eine weitere Überbeanspruchung auf Dauer zu verhindern.

Sie sind Ihr eigener Trainer.
Durch die ELG sind Sie besser darüber informiert, wie Sie Ihre individuellen körperlichen Probleme anatomisch richtig einordnen können und evtl. den Erfolg einer medizinischen Maßnahme unterstützen.
Sie tragen selbst dazu bei, daraus das Bestmögliche für Ihr weiteres Leben zu machen, mit oder ohne medizinische Behandlung.

Mit der leicht verständlichen detaillierten Beschreibung der ergonomischen Technik müssen Sie nicht selbst herausfinden, wie Sie sich am besten im Alltag bewegen.
Wenn Sie sich vergewissert haben, dass die alternativen Techniken mit vorhandenen Problemen kompatibel sind, geht es nur noch um die Umgewöhnung auf den etwas anderen Bewegungsablauf.
Wollen Sie beispielsweise ein Musikinstrument erlernen, bekommen Sie im Musikunterricht Anleitungen, wie Sie am besten vorgehen.

Dazu müssen Sie mit dem entsprechenden Notenmaterial selbst üben.
Je mehr Sie das Erlernte anwenden können, umso bessere Fortschritte werden Sie machen und Erfolgserlebnisse haben.
Ähnliches gilt, wenn Sie z. B. Tennis lernen möchten. In den meisten Fällen brauchen Sie dafür einige Jahre.
Um die ELG vollständig zu beherrschen, genügt evtl. ein halbes Jahr. In diesem Buch können Sie jederzeit nachschlagen und Informationen zum Trainingsverlauf finden.
Dabei stellen sich schon nach kurzer Zeit Teilerfolge mit deutlicher Entlastung und eine bessere Lebensqualität ein.
Oft werden dadurch Probleme, evtl. auch Schmerzen, schon nach kurzer Zeit weniger.

Dies ersetzt aber in vielen Fällen nicht den Orthopäden oder die Physiotherapie. Medizinische Behandlungen sind jedoch durch die generelle Gelenkschonung effektiver und anhaltender.

Wird das Becken hochgestellt, um Rückenschmerzen durch ein Hohlkreuz zu vermeiden, ergibt sich damit logistisch ein Bewegungsablauf, wie er in der ELG definiert ist.
Dies ist keine Erfindung, sondern eine Entdeckung der anatomisch bedingten Abläufe, wenn der Körper nicht vorlastig aus dem Gleichgewicht kommt.
Die einzelnen Abschnitte sind durch Begriffe und Elemente definiert, die Ihnen helfen sollen, sich mit dem in sich geschlossenen Bewegungszyklus vertraut zu machen.

Was können Sie von der ELG erwarten?
Wird das Becken hochgestellt, kommt der Körper nicht vorlastig labil ins Ungleichgewicht.
Durch die entspannte Haltung und Bewegung im stabilen Gleichgewicht ergeben sich eine ganze Reihe folgender Möglichkeiten.

✓ Kein weiterer Verschleiß der Wirbelsäule und Gelenke.
✓ Gehen, wandern, Treppen steigen – sicher, locker, mühelos, kraftsparend und schwungvoll mit Entlastung der Knie- und Hüftgelenke, des Rückens und der Füße.
✓ Problemlos bücken oder vorbeugen bei Arbeiten im Stehen.
✓ Belastungsfrei aus der Hocke hoch und eine Last heben.
✓ Verspannungen lockern im Kreuz und Nacken.
✓ Die problematische Außenrotation des Unterschenkels gegen den Oberschenkel kann man vermeiden, um das Knie nicht zu verdrehen – eine Wohltat für lädierte Knie.
✓ Nebenbei übt man Gleichgewicht, Körpergefühl, Koordinationsvermögen und Achtsamkeit.
✓ Trotz Beschwerden immer in Bewegung zu bleiben bewirkt ein intensives Training von Rücken, Bauch und Po.
✓ Gesundheitsfördernd für Herz-Kreislauf, zur optimalen Durchblutung, Entgiftung des Körpers und Verbesserung der Gehirnleistung.
✓ Allgemeine körperliche Fitness und evtl. eine schmerzfreie bessere Beweglichkeit.
✓ Stressmanagement und psychische Regeneration.

Teil 2 ist im Anschluss an die Vorübungen in drei Stufen gegliedert, die im Übungsablauf aufeinander aufbauen.
Die erste Stufe entlastet bereits die Kniegelenke und weitgehend die Wirbelsäule. Die Hüfte wird noch fest genug gespannt, sodass man mit kürzeren Schritten schneller gehen kann.

In der zweiten Stufe wird die Hüfte in alle Richtungen frei beweglich und das Hüftgelenk entlastet. Sie lernen den Hüfteinsatz und die Gewichtsverteilung kennen.

Mit der dritten Stufe ist der komplette Bewegungszyklus beschrieben.
Durch das Hochfedern mit „sitz und hoch" reduziert sich die Last auf die Gelenke um mehr als die Hälfte. Zugleich ist es möglich, die Kraft der starken Stützmuskulatur intensiv zu trainieren. Dieses „Muskelkorsett" stabilisiert die Wirbelsäule und lässt sich nutzen, um belastungsfrei in eine dynamische Vorwärtsbewegung zu kommen.
Im Prinzip gibt es nur zwei Elemente in denen die Begriffe zusammengefasst sind und womit der gesamte Bewegungszyklus beschrieben ist.

Bei vielen Beschwerden mit Rücken, Knie, Hüfte und Fuß sind die Übungen zur ergonomischen Haltung alleine schon eine wichtige Hilfe, um besser mit Problemen zurechtzukommen.

Lediglich die zwei Elemente und ein Hilfselement sollten Sie auswendig können.

Dadurch ist es leicht, einen Rhythmus zu finden und in der Reihenfolge des ergonomischen Bewegungsablaufs zu bleiben.
Ein zusätzliches Hilfselement dient der Entschleunigung und mentalen Regeneration.
Damit Sie wissen, was die Begriffe bedeuten, sind sie in allen Einzelheiten erklärt.

Bereits mit den wenigen wichtigsten Begriffen können Sie sich schon weitgehend locker bewegen. Die weiteren Begriffe und Beschreibungen werden Ihnen eine Hilfe sein, damit Ihre Ergonomische Laufgymnastik noch entspannter, müheloser und schwungvoller wird.
Um das richtige Gefühl für die alternative Bewegung zu bekommen genügt es, wenn Sie sich allmählich im Verlauf Ihres Trainings mit weiteren Details vertraut machen.

Im Teil 3 unter „Perspektiven" finden Sie Anregungen, wie Sie Ihr Training gestalten können, um noch mehr Gefühl für die Bewegung zu bekommen. Viele Techniken sind zum besseren Verständnis bildhaft nochmals auf eine andere Art beschrieben.

Im Teil 4: „Psychosomatik" erfahren Sie, welche positiven Auswirkungen die alternative Laufgymnastik auf die körperliche Gesundheit und Fitness hat.
Die meditative Entschleunigung, mit der Sie sich psychisch jederzeit regenerieren können, unterstützt eine mentale Ausgeglichenheit und Stärke.

Nehmen Sie sich Zeit und machen Sie sich schrittweise in der Reihenfolge der Beschreibungen mit allem vertraut.

Vorlastig im Hohlkreuz <u>ziehen</u> der abrollende Fuß und das vorgebeugte Knie mit dem Oberschenkel den Körper nach vorn (oder hoch).
Fuß und Kniegelenk werden stark belastet.

Durch das ergonomisch hochgestellte Becken und die Gewichtsverlagerung auf die Fersen streckt man das stützende Bein beim Gehen ohne Gelenkbelastung nach hinten durch.
Somit <u>schiebt</u> man das Körpergewicht vorwärts.
Das gerade nach hinten „ausgefahrene" Bein wird mit der kräftigen Stützmuskulatur bewegt.

2. Teil
Schritt für Schritt
wie es geht

Ergonomische Haltung
Vorübungen zur ELG

Prüfen und entscheiden Sie, ob Sie ein individuelles Problem haben, mit dem die jeweilige Übung für Sie machbar ist oder nicht.

SITZEN und aufstehen ohne die Knie zu belasten, als Vorübung zum dynamischen Gehen und um ein Körpergefühl für das Muskelkorsett zu entwickeln.
Dabei die Stützmuskulatur, Bauch, Po und Beckenboden trainieren.

<u>Ellenbogen auf den Knien abstützen</u>
In Kutscherhaltung sitzen = locker entspannt hintersacken.
Sitzen, Unterschenkel senkrecht (Idealwinkel), Ellenbogen auf die Knie und entspannt zurücklehnen.
Unterer Rücken, das Kreuz, rund nach hinten wölben. Daumen in die Leistenbeuge, Hände auf den Oberschenkeln, Schultern zurück.
<u>Anspannen:</u> Po, Beckenboden, Bauch, Rücken.
Spannung halten und nach vorn wippen, Fersen belasten. Schultern über die Knie vor bringen.
Dabei den Po ein klein wenig anheben, Unterschenkel und Fersen stützen ab – und wieder zurück.
Als intensives Training einige Male wiederholen.

Aufstehen

Kutscherhaltung (KH), um das Kreuz entspannt nach hinten zu wölben.
Hände auf die Knie, die Unterschenkel senkrecht, Fersen belasten und zurücklehnen, bis die Arme gestreckt sind.
Die angenehme Spannung im Kreuz fühlen.

Idealwinkel: Fußsohlen in Position – flache Sohle vorschieben, bis das Gewicht auf den Fersen „einrastet".
Unterschenkel als Stütze senkrecht.

Daumen in die Leistenbeugen, anspannen, einmal vorwippen und Fersen belasten. Dabei den Idealwinkel kontrollieren.
Die Spannung auch beim Zurückwippen nicht nachlassen.

Beim zweiten Mal hoch und aufstehen.
Während der Aufwärtsbewegung das Gewicht (Schultern) vor über die Fersen.

Bei der Ergonomischen Laufgymnastik nutzen wir die stärkste Muskelgruppe des Körpers auch zur Fortbewegung. Dadurch ergibt sich ein permanentes Training in diesem Bereich.

Sitzen

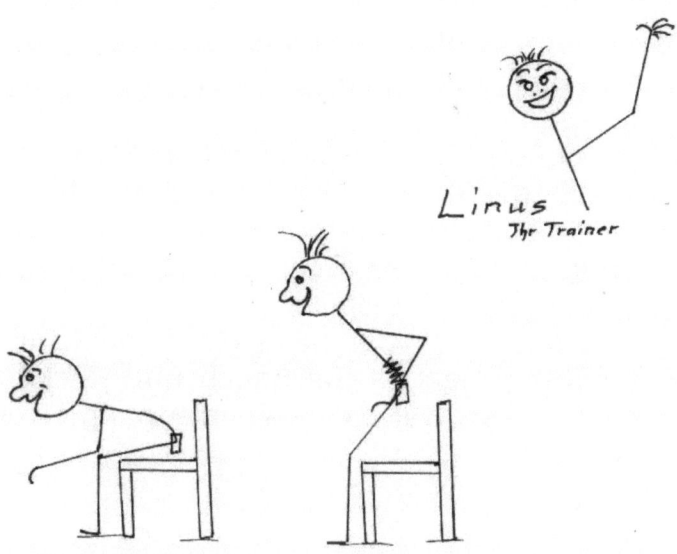

Linus
Ihr Trainer

Übung:
Sitzen Sie und heben Sie den Po kurz um wenige
Zentimeter an. Fersen belasten.
Fühlen Sie, wie sich automatisch und völlig un-
willkürlich der Po und die gesamte Stützmuskulatur um die Lendenwirbelsäule spannt und fes-
tigt.

Es ist jedoch auch möglich, dieses Muskelkorsett
willkürlich anzuspannen.

Stützmuskulatur einsetzen:
Bei Problemen im Kreuz, akut oder vorbeugend sowie beim Treppensteigen. Hilfreich bei Verspannungen, Zerrungen, Hexenschuss, Bandscheibenvorfall usw.

Das Kreuz ist durch das Muskelkorsett (MK) der Stützmuskulatur sicher fixiert, solange die Bauchspannung gehalten wird – d. h. Bauch, Po, Rücken und Seiten anspannen und das Kreuz zurückwölben.

Achtung! Spannung erst nachlassen, wenn die Bewegung beendet ist!
Zur Vorbeugung oder nach einer medizinischen Behandlung machen Sie Bauch und Rücken immer dann fest, wenn eine Anstrengung erforderlich wird.

Hexenschuss
Sollten Sie einen „Hexenschuss" erleiden, machen Sie das Muskelkorsett fest, wölben das Kreuz zurück und stellen das Becken hoch.
Solange Sie diese Haltung konsequent beibehalten, dürften Sie keine Schmerzen haben. Auch Bewegungen sind schmerzfrei möglich.

Bauchspannung

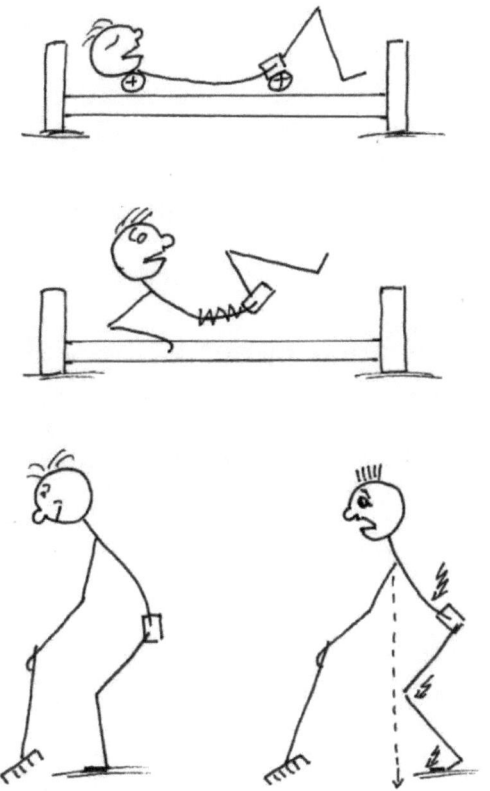

Z. B. Hexenschuss und
Gartenarbeit (mit dem Rechen):

Idealwinkel, Becken steil, Kreuz wölben,
Spannung halten bei jeder Anstrengung.
Dazwischen locker lassen, aber das Steißbein
nach vorn schieben und beibehalten.

Um mit einem Hexenschuss aus dem Bett aufzu-
stehen:
Am Rücken liegen, Spannung halten, Knie anwin-
keln, Kreuz wölben.
Beide Knie (nach rechts) rüber rollen/schwingen
und (rechten) Ellbogen als Stütze zum Aufrichten
in die Sitzposition benutzen.

Damit Sie im Liegen wieder lockerlassen können,
stützen Sie das Steißbein mit einer Unterlage ab,
um das Kreuz gewölbt zu halten und das Becken
hochzustellen

Keine Drehbewegung in der Wirbelsäule und in
den Gelenken.
Scherbewegungen sind generell gefährlich sowohl für die Wirbelsäule (Bandscheiben) als auch
für die Knie.

Stehen

Es ist beim Stehen zum Hochstellen des Beckens
eine Hilfe, wenn die Arme nach hinten mit den
Händen verschränkt, mit leichtem Druck auf dem
Steißbein gehalten werden (wie Prinz Phillip).
Das funktioniert beim Gehen auch, wenn ein Arm
hinten gehalten wird, dabei drückt der Knöchel
gegen das Steißbein.
Der andere Arm schwingt locker (Ellenbogen zurück).

Stehen

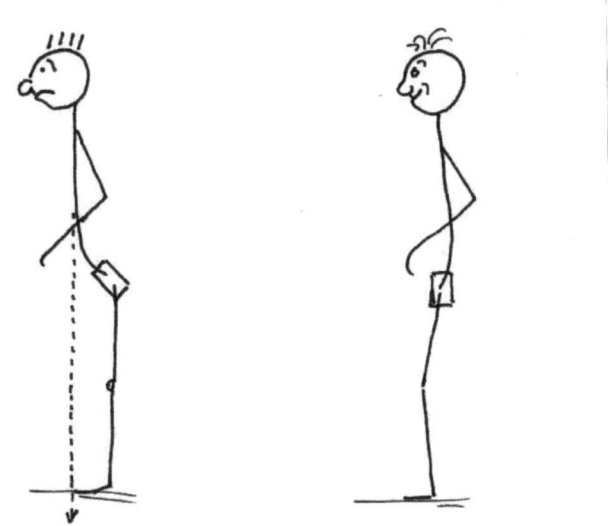

Stramm stehen im Hohlkreuz (HK):
Vorlastig auf den Ballen stehen,
Po zusammenkneifen,
Knie (Kehlen) gespannt durchgedrückt,
Ellbogen/Schultern zurück.
Spannung im Kreuz, Waden und Kniekehlen.

Ergonomisch stehen in Grundhaltung (GH):
(PP, beide Arme). Im Idealwinkel Gewicht auf die
Fersen verlagern, Becken hoch.
Die Knie bzw. die Beine nach hinten durchdrü-
cken - "hinterklappen", den Po mit dem Ober-
schenkel einklemmen.
Schultern zusammen, locker im Kreuz.

Wechseln zwischen HK und GH. Auch wenn in der GH die Beine nach hinten durchgedrückt werden, gibt es keine Spannung durch das hochgestellte Becken.

Werden die Knie in der GH durchgedrückt, kommt das Gewicht zurück auf die Fersen, das Steißbein schiebt sich vor, das Kreuz im Bereich der Lendenwirbelsäule wölbt sich zurück und stellt das Becken hoch.

Bei der ELG wird der Po mit der Rückseite des Oberschenkels durch das hintergeklappte Bein eingeklemmt, um darauf zu „sitzen".

Die Ellbogen ziehen die Schultern zurück, wodurch das Körpergewicht nach hinten über die Fersen <u>unter</u> den Körper ins Gleichgewicht verlagert wird.

Mit hochgestelltem Becken schert weder die Wirbelsäule noch das Kniegelenk spitzwinklig nach vorn aus.

Sowohl der Rücken, wie auch das Kniegelenk, die Bänder am Knie und der Meniskus werden deutlich entlastet.

Vorlastiges Stehen im Hohlkreuz auf den Ballen wird durch Spannung im Rücken ausgeglichen.

Lässt die Anspannung im Rücken durch ein hochgestelltes Becken nach und werden trotzdem vorlastig die Ballen belastet, muss dem Ungleichgewicht die Wadenmuskulatur entgegenwirken. Da diese schwächer ist als die Rückenmuskulatur, kommt es zu Verspannungen und Verhärtungen in den Waden.

Also muss bei der ELG das Gewicht unter dem Körper auf die Fersen verlagert sein.

Vorbeugen

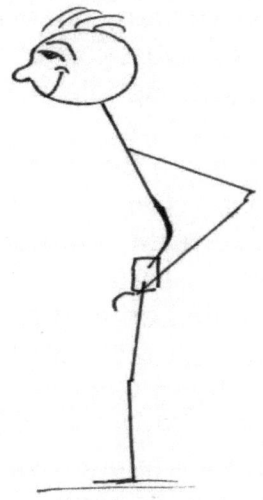

Vorbeugen

Für die Technik zum Gehen, Wandern und um belastungsfrei Treppen zu steigen, ist dies bereits eine Vorübung.

Stehen Sie hinter einem Stuhl in GH und fassen mit vorgestreckten Armen oben die Lehne. Die Beine im Idealwinkel hinterklappen.

Beugen Sie sich vor, bis sich der Kopf zwischen den Armen befindet. Drücken Sie das Kreuz ganz zurück und spüren Sie, wie sich die Lendenwirbelsäule angenehm zurückwölbt.

Stehen Sie mit zurückgeklappten Beinen auf den Fersen und drücken (ein Arm PP) das Steißbein nach vorn, stellen das Becken hoch; drücken mit dem Daumen der anderen Hand in der Leistenbeuge den runden Rücken, das Kreuz, nach hinten und bringen den Oberkörper mit den Schultern etwas nach vorn. Behalten Sie diese (leicht vorgebeugte) Stellung bei.

Sie können auch nur die Beine hinterklappen, die Kniekehlen durchstrecken und den Oberkörper etwas vorbeugen, um die Wölbung im Kreuz zu spüren. Die Schultern zurück.

Die Unterschenkel bleiben immer senkrecht.

Leichtes Vorbeugen mit fast aufrechtem Oberkörper ist die Haltung beim Gehen.

Das Hinunterbeugen brauchen wir zum Treppensteigen, und es ist der Beginn der Bewegung, bis die Hände zum Bücken auf den Knien liegen.

Allgemein ist bekannt, dass es belastend ist, sich in der üblichen Haltung im Hohlkreuz vorzubeugen. Wie Sie nun wissen, wird dabei die lumbosakrale Bandscheibe überlastet.

Zum Zähneputzen sollte man sich setzen, denn vorgebeugt führt längeres Arbeiten im Stehen zu Verspannungen im Kreuz. Da wir uns sehr häufig vorbeugen wenn wir in Aktion sind, summiert sich diese Belastung.

In der ergonomischen Haltung gibt es keine Probleme, auch länger vorgebeugt zu stehen.

Es kann sogar entspannend sein, das Kreuz immer wieder einmal kräftig zurück zu wölben.

Hocke, Gewicht heben und tragen

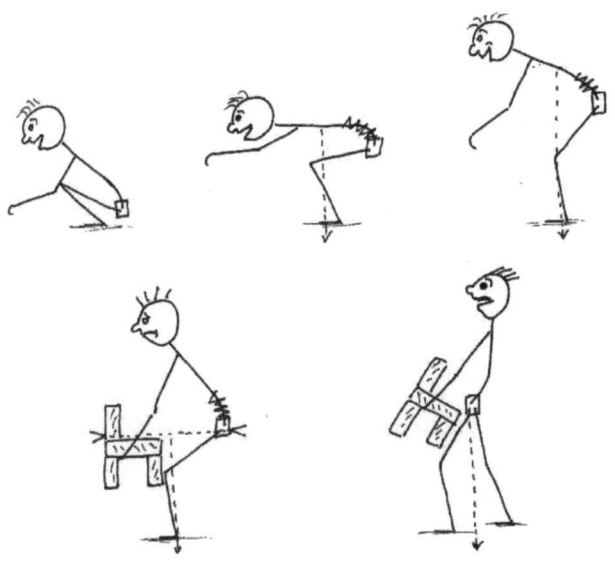

Hocke

Technik: schulterbreit stehen, bücken (zum Boden), in die Hocke gehen, locker lassen.

Hoch: vorn den Boden berühren (Fingerspitzen), die Schultern bleiben vorn,
Hintern hoch, dabei den spitzen Winkel in den Idealwinkel schieben (Oberkörper waagerecht), austarieren,
MK anspannen (halten),
Oberkörper hoch und aufrichten.

Gewicht heben

Nahe vor der Last stehen, Fersen belasten, bücken, Beine hinterklappen, Becken hoch, Kreuz zurückwölben, Idealwinkel (beibehalten), Po/Oberschenkel einklemmen, Kniekehlen nach hinten durchgedrückt beibehalten.

MK anspannen (beibehalten), Last fassen, heranziehen, zum Anheben Arme strecken, den zurück gewölbten Rücken (unten) zurücklehnen, über den Fersen hochheben, Gesamtgewicht (= Oberkörper, Kreuz + Last) austarieren.

Gewicht tragen

Bauchspannung halten, Fersen belasten, Idealwinkel beim Gehen beibehalten, Gesamtgewicht im Lot unter dem Körper beibehalten.

Absetzen: Gesamtgewicht im Lot über den Fersen absenken, Idealwinkel, hintergeklappte Beine und Kreuzwölbung beibehalten.

Übrigens ist es hilfreich, wenn Sie das Gefühl haben, Sie halten sich an dem Gewicht fest, das Sie anheben wollen. Lehnen Sie sich mit durchgestreckten Beinen zurück in die Kreuzwölbung. Das Gewicht vorn verhindert, dass Sie nach hinten fallen.

Anheben, heranziehen, hochheben, austarieren.

Beim Tragen einer Last die Beine hinterklappen und die Fersen belasten. Der Schwerpunkt (Lot) wandert unter dem Körper mit.

Dasselbe gilt beim Gehen, wenn man die Last des eigenen Körpers (Rumpf) befördert.

Bücken

Ergonomisch (hüftbreit) auf den Fersen stehen,
Idealwinkel, Po einklemmen,
Beine (Kniekehlen) hinterklappen, (vorbeugen)
Daumen in die Leisten.

Oberkörper vor, das Kreuz rund immer weiter zurückwölben, Idealwinkel beibehalten,
Hände auf den Knien aufstützen.
Hinunter bücken, mit den Händen an den Beinen entlang zu den Knöcheln und den Boden berühren. In den Knien leicht nach <u>hinten</u> nachgeben.
(Gewicht unter dem Körper auf den Fersen).

Aufrichten über den Fersen im Gleichgewicht mit Spannung im Muskelkorsett, Idealwinkel.

Bücken Sie sich hinunter, bis die Hand die Knöchel berühren, werden Sie auf einem hinter Ihnen stehenden Stuhl sitzen.

Das Bücken ist die Vorbereitung, um mit einer lockeren Bewegung die Knie nach vorn zu kippen und in der Hocke zu sitzen.

Ergonomische Bewegung

Stufe 1
Gehen auf den Fersen

Gehen Sie mit nach hinten durchgedrückten Beinen auf den Fersen.
Dies ist die Grundlage der Ergonomischen Laufgymnastik.

Beginnen Sie, indem Sie auf der Ferse stehen und das Knie ohne Belastung nach vorn bringen.
(Im Hohlkreuz kommt zuerst der Fuß nach vorn.)
Nehmen Sie die Ellbogen und Schultern zurück, verlagert sich das Gewicht des Rumpfes bei jedem Schritt nach hinten über die Ferse.
Wird der Po zur Mitte hin zusammengekniffen, schiebt sich das Steißbein vor und das Becken kommt hoch.
Voraussetzung für die ergonomisch-alternative Bewegung ist, dass man nicht vorlastig im Hohlkreuz ins Ungleichgewicht kommt.
Sie befinden sich im Gleichgewicht, wenn Sie bei jedem Schritt die jeweilige Ferse <u>voll</u> belasten.
(Im Hohlkreuz befindet sich das Gewicht vorlastig vor dem Körperschwerpunkt auf den Zehenballen anstatt auf den Fersen.)

Um nach hinten ins Gleichgewicht und nicht ins Hohlkreuz zu fallen, bleibt das Gewicht immer auf den Fersen. Sie entlasten in dieser Haltung bereits weitgehend den Rücken wie auch die Kniegelenke.

Obwohl diese Bewegung nicht flüssig ist, kann man damit relativ schnell gehen.
Somit wäre es möglich, mit einer Gruppe im Tempo „walken" mitzugehen, wobei jedoch die Hüfte angespannt steif gehalten wird und dadurch belastet ist.
Man sieht manchmal stark korpulente Menschen, die beim Gehen die Ellbogen nach hinten und die Schulterblätter zusammen halten. Damit bewegen sie sich unbewusst genau wie in Stufe 1 beschrieben.
Hier handelt es sich um das Übergewicht des eigenen Rumpfes.
Dieselbe Haltung nimmt man ein, um rechts und links eine Last zu tragen.
Allerdings ist der Gang etwas unbeholfen und hüftsteif.

Stufe 2
Rücken, Knie und Hüften entlasten, entspannt gehen

Vorübungen

Grundhaltung (GH), Füße hüftbreit.
Arme hinten mit den Händen verschränken, Schultern zurück und das Steißbein vordrücken wie **P**rinz **P**hilip (PP).
Handrücken (Knöchel) gegen das Steißbein drücken, um damit die Knie vorzuschieben und das Becken hochzustellen.
Beine hinterklappen, Fersen belasten.

Treten auf der Stelle

Hinter einem Stuhl stehen, eine Hand an der Lehne, die andere Hand (PP) drückt das Steißbein vor und das Becken hoch. (wechseln)
a) ein Arm PP (links), die andere Hand an der Stuhllehne.
Lässig auf einem Bein stehen (rechts), Ferse belasten, den Po mit dem Oberschenkel durch das hintergeklappte Bein einklemmen, entspannt „sitzen".
Knie (links) anheben, Fuß abrollen und locker mit dem Knie hochziehen – über der Ferse einknicken (Zehenspitzen bleiben am Boden). Schritt und Arm wechseln, zwischen jedem Schritt verharren.
b) ein Arm PP, der andere Arm schwingt locker dem angehobene Knie entgegen.
Übungen
Beide Arme waagerecht gestreckt an der Stuhllehne, den Kopf zwischen die Arme. Fersen belasten, beide Beine nach hinten durchdrücken, hinterklappen und das Kreuz zurückwölben.

Dito, ein Bein: auf der Ferse stehen, Bein zurück strecken und Po einklemmen, Kreuz wölben, Hüfte locker lassen. Drüben abrollen, Ferse einknicken, Knie hoch/vor ziehen und den Stuhl antippen.

Dito, ein Arm an der Lehne, ein Arm PP. Wechseln.

Dito, einen Arm mit dem Ellenbogen gegen das Knie schwingen, Hüfte unter die Achsel ziehen. Wechseln. (Stuhl etwas vorrücken).

Rhythmisch tanzen auf der Stelle

GH, Arme locker pendeln, die Schulter mit dem Ellbogen jeweils gegen das Knie zurückziehen.

Auf einem Bein stehen, Ferse belasten, Po/Oberschenkel einklemmen, Bein hinterklappen. Drüben das Knie locker hoch/vor, das Kreuz zurückwölben, den Fuß anheben und die Ferse nach hinten einknicken. Hüfte locker.
Verharren, wechseln.
Die Hüften und Schultern rhythmisch auf und ab bewegen. Abwechselnd herüben/drüben auf der Ferse stehen, den Po mit dem Oberschenkel einklemmen, Bein hinterklappen, Ellenbogen zurück, Hüfte hoch und unter die Achsel ziehen.

Stehen und tanzen auf der Stelle

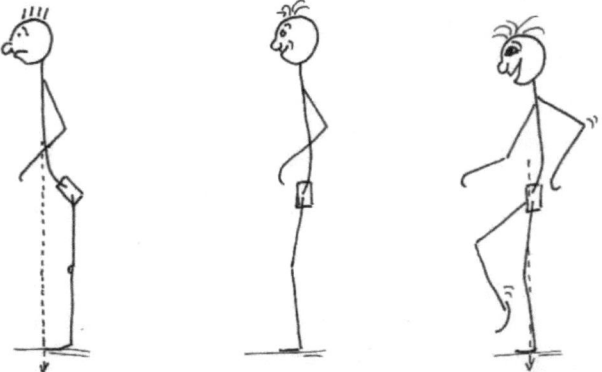

In ergonomischer Grundhaltung völlig entspannt auf der Stelle tanzen, als wären die Gelenke aus Gummi, hilft morgendliche Steifheit oder Verspannungen zu lösen.

Test:
Im Hohlkreuz ist die Hüfte gesperrt.
„Stramm stehen", die Fußballen belasten, das Gewicht kommt vor den Körper, Spannung im Rücken, Steifheit im Kreuz und in den Hüften, eine Hüftbewegung (auf der Stelle tanzen) ist nicht möglich.
Vergleich: Tanzen in ergonomischer GH.

Nicht nur mit einem Hohlkreuz verlagert sich der Schwerpunkt vor den Körper, auch mit einem Rundrücken sacken die Schultern nach vorn und die Organe werden zusammengedrückt.

Schrittübung, GH, PP beide Arme, zum Üben von „Po mit dem Oberschenkel einklemmen" und Gewichtsverlagerung.

Ergonomisch stehen auf einem Bein,
Po/Oberschenkel einklemmen,
Bein hinterklappen,
Steißbein/Knie vordrücken (PP),
rechts lässig stehen.

Linkes Knie hoch/vor und das gebeugte linke Bein vorn flach aufsetzten, Gewicht diagonal links hinüber, Ferse belasten,
linkes Bein strecken und hinterklappen,
Po mit dem Oberschenkel einklemmen.
Hüfte locker lassen, hintersacken und sitzen.
Zugleich rechts locker abrollen,
Fuß hochziehen, Ferse einknicken,
auf den Zehen hinten verharren.

Gewicht wieder diagonal zurück, auf die rechte Ferse, Po/Oberschenkel einklemmen (sitzen), rechtes Bein hinterklappen.
Linkes Bein heran und wechseln – links stehen und rechtes Bein vorn aufsetzen usw.

Anschließend dieselbe Übung mit einem Arm, Steißbein/Knie vordrücken (abwechseln). Den anderen Arm locker, Ellbogen/Schultern zurück, dabei die Hüfte unter die Achsel ziehen.

Schritte PP, ein Arm,
Stehen Sie lässig auf einem Bein, indem Sie (rechts) auf dem Po/Oberschenkel, dem durchgestreckten Bein und der Ferse sitzen.

Wie die obige Schrittübung, jedoch ohne den vorderen Fuß wieder zurückzuziehen.

Sie setzen vorn im Idealwinkel das linke Bein auf. Das rechte Bein klemmt Po und Oberschenkel ein, macht (nach verharren) einen Schritt nach vorn, lässt Po/Oberschenkel locker und kommt auf der flachen Sohle zum lässigen Stehen. Nun übernimmt das linke, zurückgestreckte Bein und klemmt Po/Oberschenkel ein usw.
Po/Oberschenkel immer eingeklemmt und hintergeklappt halten bis das andere Bein das Abstützen übernommen hat.

1. Übung mit verharren,
2. mit langsamen Schritten in Folge.

Diagonal „herüber – hinüber" jeweils lässig auf der Ferse stehen, Po einklemmen und hinterklappen. Schritte langsam vergrößern.

Gewichtsverlagerung diagonal vor/hinüber schieben, wie beim Schlittschuhlaufen. Beide Arme PP, ein Arm oder beide Arme locker schwingen und gleiten. Abrollen ohne Belastung bei der ELG, mit Belastung im HK.

Gehen

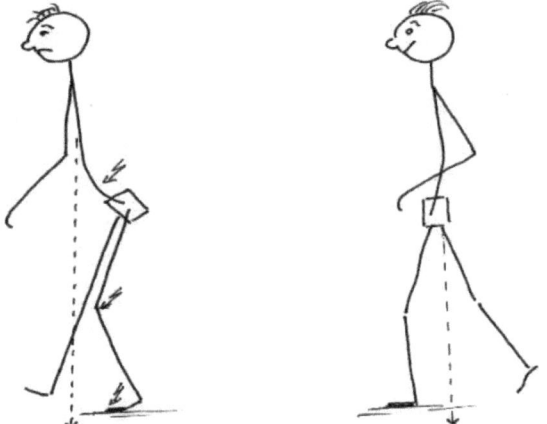

Obwohl Sie ohne Belastung abrollen, trainieren Sie Ihre Füße immer noch mehr, als wenn der Fuß mit Einlagen abgestützt ist.

Mit der ELG kann man problemlos barfuß laufen. Es gibt keinen Aufprall auf die ungeschützte Ferse, da der Fuß mit der Sohle flach aufsetzt. Trotzdem wäre auch ein Fuß-Fitnessprogramm von Nutzen.

48

Ausfallschritte in Folge, große Schritte: Herüben (1 Arm hinten) auf der Ferse stehen, drüben Knie hoch/vor und Fuß hochschlenkern (Ski), diagonalen Schritt hinüber.

Herüben den Po mit dem Oberschenkel fest einklemmen, das Bein hinterklappen und. ausfahren, Ferse ganz zurückschieben.

Den freien Arm schwingen, Ellbogen/Schultern zurück und die Hüfte unter die Achsel ziehen.

Abwechselnd auf eine Seite konzentrieren, dann wieder auf beide Seiten.

Linken (oder rechten) Handrücken gegen das Steißbein gedrückt halten. Nach jedem Schritt kurz verharren, dann in Folge. Verlagern Sie das Gewicht mit jedem Schritt diagonal hinüber auf die vordere Ferse (inline-skaten).

Die mit dem aktiven Ellbogen bis ins Schulterblatt nach hinten genommene passive Schulter macht den Weg frei, um die weit nach vorn geführte Hüfte unter die Achsel zu ziehen.

Mit einer leichten Rumpfdrehung wird das Knie ganz gerade nach vorn geführt, da sonst die Hüfte angespannt und das Knie nach außen gedreht werden würde.

Eine für das Kniegelenk schädliche Außenrotation wird somit vermieden.

Auch ergibt sich eine aufrechte Haltung des Oberkörpers – Brust raus und Bauch rein.

Damit Sie nicht andauernd daran denken müssen, das Becken hochzustellen, gibt es drei Hilfen:

1. bleiben beim Gehen <u>Po/Oberschenkel mit dem Bein permanent eingeklemmt,</u> wird bereits ein Hohlkreuz vermieden.

2. drückt die Hand das Steißbein bewusst nach vorn, kommen die Knie weiter vor und das Becken wird hochgestellt.

3. Sie können ein Gefühl dafür entwickeln, dass man mit „Fuß hochschlenkern, Knie vor ziehen" das Steißbein noch etwas weiter vorbringen, dadurch das Kreuz zurückwölben und das Becken optimal hochstellen kann.

Übrigens können Sie sich vorstellen, beim Skifahren auf Langlaufskiern diese Bewegungen ähnlich auszuführen. Sie stehen im Idealwinkel mit der Ferse auf dem Gleitski. Dann schwingen Sie den freien Ski an der Bindung mit hängendem Fuß hoch/vor. Das Abrollen erfolgt ohne Belastung, Sie stehen ja drüben auf dem Gleitski. Da der Schwungski mit der Hüfte hochgezogen und mit dem Knie nach vorn geschwungen wird, kommt das Steißbein damit nach vorn, wölbt das Kreuz zurück und das Becken bleibt hochgestellt.

Übung: Becken „hochziehen"
In GH auf einem Bein vor einem Stuhl stehen, die Knie etwa 20 cm vor der Stuhlkante.
Herüben Ferse belasten, Bein hinterklappen und Kreuz zurückwölben (Daumen).
Drüben den Fuß anheben und die Ferse nach hinten einknicken, Zehen am Boden, dabei das Knie hoch und vorziehen, bis das Knie den Stuhl antippt und ihn etwas rückt - die Hüfte geht mit.
Auf der Ferse herüben stehen bleiben.
Abwechseln.
Nun in kleinen Schritten den Stuhl vor sich herrücken. Arme locker, Ellbogen zurück, Hüfte hoch und unter die Achsel ziehen.

Die wichtigsten Grundbegriffe

Vorbeugen, hintersacken auf die Ferse,
Po einklemmen, hinterklappen,
Fuß hochschlenkern, mit der Hüfte Knie vorziehen, Ferse heran, Kreuz wölben,
herüber und hinüber und ...

Definition der Begriffe:

Vorbeugen
Damit Sie ein Hohlkreuz vermeiden, bleiben Sie
permanent in einer leicht nach vorn gebeugten
ergonomischen Haltung.

Hintersacken auf die Ferse,
„sitzen" und völlig locker zusammensacken, als
wäre (gefühlt) kein Muskel gespannt.

Po einklemmen, entspannt auf der Ferse stehen, das Bein **hinterklappen** und mit dem Oberschenkel den Po abstützen.

Fuß hochschlenkern
Den entspannt hängenden Fuß nach hinten
schlenkern, bis die Ferse lässig einknickt (als
würde ein Langlauf-Ski an der Bindung hochgezogen). Der Fuß hängt knapp frei und hat keinen
Bodenkontakt mehr

Hüfte und Knie kräftig vor ziehen, sodass das Knie hoch und nach vorn kommt, das Becken mit nach vorn zieht und hoch stellt.
Abrollen und leicht mit den Zehen oder kräftig mit den Ballen der Bewegung einen Kick nach vorn geben.

Ferse heran, der völlig entspannte Unterschenkel wird zuerst vor geschwungen und pendelt anschließend wieder locker zurück. Als wäre er eine Prothese, die im Scharnier vor und wieder zurück schwingt.
Damit schwingt die Ferse in die Vorwärtsbewegung hinein, anstatt mit einem gestreckten Bein (im Hohlkreuz) gegen den Lauf aufzuprallen.
Die flache Sohle setzt locker vorn mit der Ferse auf, sodass das Kniegelenk daraufhin nach hinten ohne Belastung nachgeben kann.

Herüber und hinüber und ...
Im absoluten Gleichgewicht befindet man sich erst, wenn der Schwerpunkt sowohl von vorn nach hinten, wie auch seitlich von rechts nach links unter dem Körper bleibt.
Beim Skilanglauf wird abwechselnd der Gleitski mit dem vollen Gewicht der Ferse belastet.
Das Gleichgewicht bei der ELG ergibt sich, indem der Schwerpunkt mit der jeweiligen eingeklemmten Poseite voll auf die Ferse des Standbeins verlagert wird.

Stufe 3
Schwungvoll/entspanntes Wandertempo, Stützmuskulatur und Po trainieren.

Element 1
Zusammenfassung des Bewegungsablaufs, um entspannt zum Hochfedern Schwung zu holen.

<u>Vorbeugen, hintersacken auf die Ferse, Po einklemmen, hinterklappen Ballenschub, Fuß hochschlenkern. Mit der Hüfte Knie vorziehen, Kreuz wölben, Ferse heran, Beugen und Bauch total entspannt. Ellenbogen, Rumpf mitdrehen, Hüftrotation, herüber und hinüber und ...</u>

Definition der Begriffe:

Ballenschub
Vom Standbein wird das Gewicht diagonal hinüber verlegt. Damit beginnt herüben das Abrollen ohne Belastung - von der Ferse über die Zehenballen, die mit einem Schub nach hinten die Vorwärtsbewegung unterstützen.
Vollständig abrollen, d.h. der Fuß schlenkert nach hinten, hängt senkrecht und die Ferse knickt ein. Zugleich das Knie so weit wie möglich vorziehen (antippen).
Achtung: Drüben die Ferse belasten, damit trotz des Ballenschubs das Gewicht hinten bleibt.

Kreuz wölben
Das weit vorgezogen Knie zieht das Becken mit, sodass in der vorgebeugten Haltung das Kreuz optimal gewölbt und stabilisiert wird.

Beugen und Bauch total entspannt

Die gemeinsame Stütze von Po/Oberschenkel/Bein/Ferse übernimmt das gesamte Gewicht nur dann, wenn sowohl die Kniebeuge wie auch die Leistenbeuge bzw. die Hüfte völlig entspannt nachgeben und die Last nicht abbremsen. Dazu muss die gesamte Stützmuskulatur spannungsfrei bleiben (hintersacken). Übernimmt das vordere Bein das Gewicht, wird zugleich der Po eingeklemmt.

Hierbei hilft die Vorstellung, den Bauch entspannt hängen zu lassen und „im Sitzen" zu laufen.

Rumpf mitdrehen

Der **Ellenbogen** führt auf einer Seite die Schulter so weit zurück, bis der Rumpf etwas mitgedreht wird. Da sich zugleich die Hüfte nach vorn bewegt ist es, als würde man die Hüfte unter die Achsel ziehen.

Werden die Schultern jeweils ganz zurückgenommen, befindet sich das Gewicht hinten über den Fersen und unter dem Körper im Gleichgewicht.

Hüftrotation

Hüftbewegung: hoch und ganz weit nach vorn, Steißbein und Knie werden mit vorgezogen, das Kreuz zurückgewölbt.

Die Hüfte kommt anschließend in die Ausgangsposition zurück und hinunter, womit über das zurückgestreckte Bein der Schritt größer wird.

Von der Ausgangsposition kann die Hüfte nicht weiter zurückgeführt werden.

Je ausholender und entspannter diese Rotationsbewegung ist, umso weniger Belastung für das Hüftgelenk.

Element 2:
Im Anschluss an Element 1, um nach der Aushohlbewegung das Gewicht abzustützen und dynamisch hochzufedern.

Mit der Hüfte Bein ausfahren, Ferse zurück hintersacken, Po einklemmen, hinterklappen sitz! – und hoch! ,
Aufwärtsfedern aus der Hüfte mit der Schulter – Herüber und hinüber und ...

Mit der Hüfte Bein ausfahren, Ferse zurück
Das Standbein wird im Bewegungsverlauf der Hüftrotation nach hinten durchgestreckt, der Po eingeklemmt und die Ferse möglichst weit zurückgeschoben. Damit stemmt sich die Ferse nach hinten ab, wodurch der eigentliche Vorwärtsschub entsteht.
Da das Becken hochgestellt bleibt, ist das zurückgestreckte Bein im Knie immer noch etwas locker. Wäre das Bein angespannt und völlig durchgestreckt wie im HK, könnte es zu Zerrungen im Bereich der Kniekehle kommen.

Po einklemmen, hinterklappen,
sitz! – und hoch!
Bevor das Knie in der Kniebeuge hinter wippt, muss der Po mit der Rückseite des Oberschenkels eingeklemmt und mit dem nach hinten ausgefahrenen, hintergeklappten Bein abgestützt werden. Dadurch wird das Körpergewicht wie mit einem Stoßdämpfer abgefangen. Man sollte sich bewusst sein, dass man ständig mit dem ganzen Gewicht auf einer eingeklemmten Poseite sitzt.

Wie auf einem Stuhl lassen Sie den Körper in sich zusammensacken und fangen das Gewicht mit dem Po auf. Dies funktioniert genauso mit einer Poseite, wenn diese mit dem Oberschenkel abgestützt ist. Eine Poseite muss immer eingeklemmt sein und von der anderen abgelöst werden, ohne dazwischen locker zu lassen.

Bei **„sitz und hoch"** bekommt man ein Gefühl, als würde man sich entspannt auf einen Bürostuhl setzen, der federnd nachgibt – um von dort sofort wieder aufzuspringen.

Aufwärtsfedern aus der Hüfte mit der Schulter
Von der Ferse abgestützt, kann die Kontraktion des Muskelkorsetts ausgelöst werden, indem man hoch und vor federt. Diese „Tanzbewegung" wird im Takt beschwingt mit Hebungen der Schulter und Hüftbewegungen ausgeführt. Die Schulter schwingt nach oben und reduziert wesentlich das Gewicht, wenn die „Ferse heran" aufsetzt.

Damit ist die Basis der ergonomischen Bewegung definiert.

Lediglich zwei Hilfsbegriffe ergänzen mit Stufe 3 den gesamten Bewegungszyklus der Ergonomischen Laufgymnastik.

Hilfselement:
Stehen bleiben, drüber schwingen,
lässig schlendern, hier und jetzt,
herüber und hinüber und...

Kurz auf dem Standbein stehenbleiben (Gleitski) und den Körper daran vorbeischwingen. Lässig entspannt wie bei einem Bummel. Im Hier und Jetzt zählt nur der Moment ohne jede Eile.

Eine weitere Version, um das seitliche Gleichgewicht zu stabilisieren:

Der Tanzrhythmus im Dreivierteltakt (oder 6/4) im „Wandertempo" hilft, um das Körpergewicht gleichmäßig (herüber/hinüber) von rechts nach links auf das jeweilige Standbein zu verteilen.

Die 1 kann man als Orientierungspunkt nutzen und das Gewicht der Ferse darauf konzentrieren. Beginnt z. B. der linke Fuß auf der 1, kommt der rechte Fuß auf 2 und der linke wieder auf 3. Damit beginnt nun der rechte Fuß betont auf der 1 (oder 4).

Somit verlagert sich das Körpergewicht bei jedem vierten (Tanz-) Schritt vollständig auf die jeweilige andere Seite.
1 ² ³ **1** ² ³ oder **1** ² ³ **4** ⁵ ⁶
Stellen Sie sich vor, die 1 (oder 4) mit der Ferse fest in den Boden zu treten.

(Langsames Gehen im 2/4 Takt: 1 und 2 und)

Sagen Sie herüber/hinüber an, um etwas langsamer zu laufen.
Die Zahlen 1 2 3 bzw. 1 2 3 4 5 6 spricht man schneller, sodass man etwas rascher gehen wird.

Kurzes Resümee des Bewegungsablaufs:
Der Ausgangspunkt ist auch während des Laufens der kurze Stand mit vollem Gewicht auf der Ferse.
Die Knie- und Leistenbeuge wippt je nach hinten herunter, die Hüfte gibt locker nach.

Der mit dem Oberschenkel eingeklemmte Po und das hintergeklappte Bein fangen das Gewicht ab.
Zwischen „stehen bleiben" und „Fuß hochschlenkern" erfolgt das Abrollen des Fußes.
Dabei ist es möglich, mit einem kräftigen „Ballenschub" die Vorwärtsbewegung zu forcieren. Ellenbogen zurück und Rumpf mitdrehen.

Da Sie im Sitzen spannungsfrei auf Po und Ferse (Kreuz wölben) hinuntersacken, geschieht das dynamische Hochfedern fast automatisch, denn der Körper muss ja von diesem tiefsten Punkt wieder hoch. Sie sollten gar nichts dazu tun und sich nur auf die Entspannung konzentrieren.
Somit bleiben Sie permanent lässig und locker.

Um das richtige Gefühl für die alternative Bewegung zu bekommen, befassen Sie sich während des Laufens auch in Gedanken mit nichts anderem als der Ergonomischen Laufgymnastik.

Der ergonomische Bewegungsablauf ist mit den Begriffen in allen Einzelheiten vollständig beschrieben. Später können Sie sich auf einige wenige konzentrieren, in denen alle anderen Bewegungen, die Sie bereits kennen, enthalten sind.

Gehen, Wandern:

Damit das Hochfedern teilweise in eine Vorwärtsbewegung umgeleitet wird, federt die rhythmische Tanzbewegung mit der Hüfte aus dem
Rumpf heraus nach vorn und mit der Schulter
nach oben.

Noch während das Körpergewicht hochkatapultiert ist und sich „in der Schwebe" befindet, setzt
der Fuß vorn mit der flachen Sohle und der Ferse
(heran) sacht auf.
Zugleich lastet das Gewicht hintergekippt mit der
Beinstütze auf der hinteren Ferse.

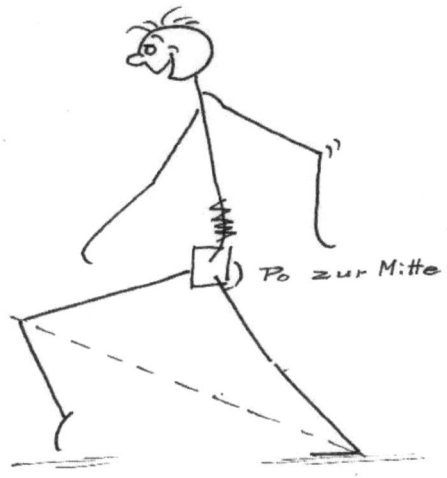

Um das Körpergewicht voll auf die Ferse zu verlagern und nicht vorlastig zu werden, kann man
sich eine Diagonale denken, die vom angehobe-
nen Knie zur rückwärtigen Ferse verläuft

Grundsätzlich immer im Sitzen mit eingeklemmtem Po und durchgedrückten Kniekehlen auf den Fersen laufen.

Aus der Hüfte und dem Po heraus federn Sie mit der Kraft des Muskelkorsetts nach oben/vorn und stemmen sich mit dem nach hinten ausgefahrenen Bein ab. Entspannung und Spannung ergänzen sich zu einer dynamisch- schwungvollen gleitenden Gehbewegung.

Übrigens, „stehen bleiben, drüber schwingen" kann zum ruhenden Pol werden. Sie können sich vorstellen, Sie gleiten mit den Langlaufskiern in der gespurten Loipe dahin.

Bergauf

Entspricht genau dem alternativen Gehen wie auf ebenem Weg. Lediglich die Knie müssen noch etwas stärker angehoben werden.

Allerdings ist darauf zu achten, dass das Körpergewicht immer auf der Ferse bleibt und von ganz unten in einer „Ausholbewegung" hochkatapultiert wird (Kreuz wölben).

Po einklemmen mit dem Oberschenkel und dem gestrecktem Bein, sitz und hoch).

Damit „sitzt man <u>vor</u> dem Berg" und schwingt sich mit der Stützmuskulatur sowie mit dem Schub aus Po und Bein hoch und vor.

Voraussetzung ist ein kräftiges Ausfahren des zurück gestreckten Standbeins und der nach hinten geschobenen Ferse.

Im Vergleich dazu stemmt man sich im HK lediglich mit dem (relativ schwachen) Oberschenkel den Berg hoch.

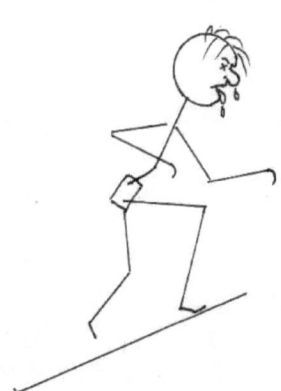

Hochziehen im
Hohlkreuz

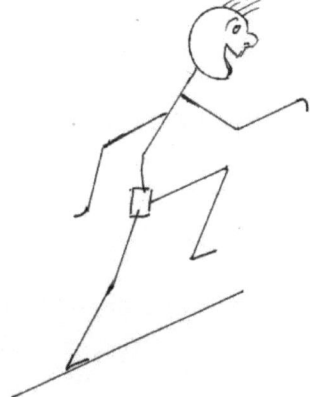

ergonomisch
hochschieben

Bergab

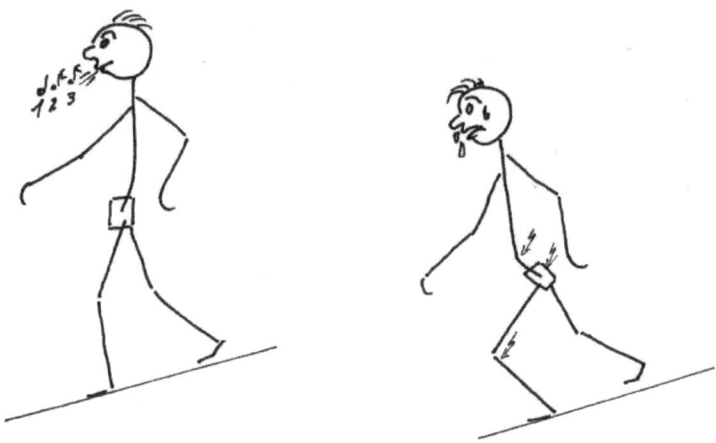

Vorlastig im Hohlkreuz wird der Aufprall mit der Ferse bergab noch verstärkt. Das spitzwinklig gebeugte Knie, Oberschenkel und Hüftgelenk müssen die Schwerkraft ausbremsen.

Mit der ELG-Technik lehnen Sie sich bergab an den Berg zurück, lassen sich nach hinten sacken, wölben das Kreuz und stützen mit dem Po ab. Das nach hinten gestreckte Bein und die Ferse übernehmen mühelos das Gewicht, unterstützt durch die spezielle Stocktechnik.
Anschließend katapultiert Sie das kraftvolle Muskelkorsett mit dem nach hinten ausgefahrene Bein tänzerisch nach oben, wodurch die Schwerkraft weitgehend kompensiert wird.

Wie Sie wissen, schert das Kniegelenk vorlastig (im Hohlkreuz) spitzwinklig unter voller Belastung aus der senkrechten Statik aus.

Bei der ELG wippt das Knie belastungsfrei nach hinten, bis das Gewicht durch den Po übernommen wird. Das hintergestreckte Bein schiebt nach vorn, sodass der Körper vorwärts schwingen kann.

Geben Sie im Hüftgelenk nicht völlig locker nach, bis der Po das volle Gewicht übernimmt, kann das zu Überlastungen führen (Adduktoren), wenn ein einzelner Muskel plötzlich ohne die Unterstützung des gesamten Bereiches angespannt wird. Entweder Sie lassen das Gewicht durch, oder Sie machen den Hüftbereich fest, wie in Stufe 1.

Stufe 1 entlastet bereits die Wirbelsäule und die Kniegelenke. Jedoch ist das Hüftgelenk durch die Spannung in Hüfte, Po und Oberschenkel immer noch einem erhöhten Verschleiß ausgesetzt.

Allerdings kann man angespannt mit kürzeren Schritten schneller gehen d. h. ergonomisch walken und dabei mit den Stöcken anschieben.

Um noch schneller rennen zu können, bleiben Sie trotz Gelenkverschleiß besser im Hohlkreuz mit dem entsprechenden vorlastigen Bewegungsablauf.

Stockeinsatz

Es ist vorteilhaft, die ELG am Anfang ohne Stöcke einzuüben, um zunächst die Körperbewegung kennenzulernen.

Man wird die Stöcke hauptsächlich beim täglichen „Spaziergang" und zum Wandern benutzen, kaum aber im Alltag daheim oder zum Einkaufen usw.

Um die Last des Körpergewichts auf ein Minimum zu reduzieren, setzen wir die Stöcke bei der ELG zum Abstützen ein.
Beim Skilanglauf und Nordic Walking werden Stöcke zum Anschieben gebraucht. Als Wanderstöcke sind diese zu lang, um sich damit abstützen zu können. Man kann sich zum Wandern nur „dranhängen" und etwas das Gleichgewicht unterstützen.
Benötigt man eine wirkliche Stütze wie einen Gehstock oder Krücken, befindet sich der Griff unterhalb der Hüfte.
Für die ELG eignen sich Teleskopstöcke, die genau der jeweilige Körpergröße angepasst werden können.

Die richtige Länge wird beim Wandern bestimmt, indem vom Druckpunkt aus, mit der Handkante in der Schlaufe, der ausgestreckte Daumen genau in der Leistenbeuge zu liegen kommt. Der Arm ist leicht angewinkelt.

Zum Walken (Stufe 1) sind die Stöcke länger eingestellt, um damit anschieben zu können.

Stocktechnik:
1 Beginnt z. B. das rechte Bein und setzt vorn mit Ferse und Sohle auf, steht der linke Stock gegenüber auf gleicher Höhe.

2 Nun bewegen sich das linke Bein und der Körper nach vorn, die Stockspitze bleibt stehen, aber der Griff wird links mit Ellbogen und Schulter weit nach hinten geführt. Dadurch zieht man den Stock unter die Schulter und stützt sich mit dem leicht angewinkelten Arm ab.

3 Angehoben wird der Stock mit der Schulter (nicht mit dem Unterarm), „aufwärtsfedern aus der Hüfte mit der Schulter".
In dem Moment, setzten das Standbein und die Stockspitze auf.

Da zuvor die Last bereits durch Hochfedern und in-der-Beuge-Abfangen reduziert wurde, kommt nur noch ein Bruchteil des gesamten Körpergewichts zum Tragen.

Abgesehen von der Stützfunktion der Stöcke wird die gesamte Bewegung schwungvoller, das Gleichgewicht stabiler und die Schulter in einer entspannten, runden Bewegung bis ins Schulterblatt nach hinten gezogen.

Dadurch wird die Muskulatur im Nackenbereich gelockert und durch die „Rollbewegung" kräftig durchblutet.

Treppen hinaufsteigen (vorbeugen).
GH, lässig (rechts) stehen, Po einklemmen, Bein hinterklappen. Ein Arm PP, drüben Daumen in die Beuge und Kreuz zurück wölben.

1. Linken Fuß oben (ganz vor) ohne Belastung aufsetzen – Hüfte maximal hoch einknicken.
2. Die rechte Hand berührt kurz das rechte Knie und zieht die Schulter vor. Die linke Hand berührt das Steißbein.
Linke Ferse belasten, dabei die linke Hüfte mit dem MK kräftig herunterdrücken und das Bein strecken (nach hinten klappen), Po einklemmen.
3. erst jetzt den rechten Fuß locker auf die nächste Stufe stellen,
linke Schulter vor (und Hand an das Knie).
Rechte Hand an das Steißbein
Immer das Kreuz zurück wölben, das Bein hinterklappen und den Po einklemmen.

Treppen hinuntersteigen
GH (vorbeugen). Daumen in den Beugen. Kreuz zurück wölben, beide Schultern permanent hinten halten. Maximale Hüftbewegung auf/ab.

1. Linke Hüfte knickt locker ein und gibt nach.
Rechte Hüfte und Bein nach unten strecken und Ballen an der Stufenkante aufsetzen, Zehen stehen über die Stufenkante.
Den Fuß die restlichen Zentimeter auf die Ferse abklappen, Bein hinterklappen, Po einklemmen.

2. Links hinunter strecken, Hüftbewegung, Ballen, Ferse, abklappen usw.

Im Gelände auf- und absteigen

Übung: Auf einen Stuhl steigen - nahe davor stehen, das Bein oben aufsetzen und in GH völlig zusammensacken, Kreuz zurückwölben.

Mit einem Ruck hochfedern, „sitz und hoch, Bein durchstrecken" (MK kontrahiert).

Wichtig! Dabei das Gewicht oben (Schultern) über der Ferse lassen, mit der Hüfte das Bein strecken und einen spitzen Winkel in den flachen Idealwinkel hinterklappen.

Steigen Sie im Gelände z. B. über höhere Steine hoch, schaffen Sie es nur solange, wie Sie die Schulter über die Ferse bringen können.

Wird es noch steiler, müssen Sie „Treppensteigen" bzw. klettern.

Jede der bisher beschriebenen Grundtechniken sollten Sie so oft üben, bis es Ihnen gelungen ist, sie weitgehend in die körpereigene Automatik einzuprogrammieren.

Nehmen Sie sich Zeit und probieren Sie einen Begriff nach dem anderen, bis Sie genügend damit vertraut sind.

Wie man in der Musik Takt für Takt einübt und zu einer Melodie verbindet.

Die Umgewöhnung dauert eine Weile, da Sie sich nicht mehr wie gewohnt, vorlastig (Vorderradantrieb) lediglich mit der Kraft des Oberschenkels vorwärts bewegen.

Bei der alternativen Bewegung schieben Sie mit dem „ausgefahrenen" Bein an (Hinterradantrieb), - mit der gesamten Power des starken Muskelkorsetts.

Attraktor

Sowohl die Begriffe als auch die Elemente lassen sich in einer anderen Reihenfolge ansagen und auch beliebig neu zusammenstellen.

Sobald Sie das richtige Gefühl für den alternativen Bewegungsablauf bekommen haben, werden Sie die Begriffe und Elemente als austauschbare Hilfen und Beschreibungen sehen.

Haben Sie alle Begriffe und Elemente durchprobiert und geübt, könnten Sie zwei oder auch vier Begriffe zusammenfassen und als laufende Wiederholung verwenden.
Z. B. „Fuß hochschlenkern, Kreuz vorwölben, Po einklemmen, sitz! - und hoch!"
Mit dem Attraktor „stehen bleiben, drüber schwingen, Po einklemmen, sitz! – und hoch!" lässt sich die Vorstellung verbinden, auf dem Gleitski zu stehen und den Schwungski mit der Hüftrotation hoch/vor zu führen.

Oder: „Po einklemmen, Beugen und Bauch total entspannt, aufwärtsfedern aus der Hüfte mit der Schulter."
Die kürzeste Fassung ist:
„Bein ausfahren, Knie vorziehen."

Um die Logistik des Bewegungszyklus zu definieren, könnten Sie sogar eigene Bezeichnungen verwenden.
Ihrer Kreativität an Kombinationen ist keine Grenze gesetzt.
Der Laufrhythmus im Takt muss jedoch beibehalten werden.

Ein Attraktor eignet sich auch, um Begriffe besonders intensiv einzuüben.

Die Konzentration auf einen Attraktor ist nicht so stark wie auf den gesamten Bewegungsablauf, sodass Sie noch „freie Kapazität" haben, um die Landschaft zu betrachten oder mit jemandem zu sprechen. Anschließend sollte man jedoch immer wieder zu der kompletten Reihenfolge zurückkehren.

Sämtliche Begriffe und Elemente passen (rhythmisch) in den alternativen Bewegungskreislauf.

Wenn Sie jeden einzelnen Begriff analysiert und praktisch geübt haben, erkennen Sie immer deutlicher, wie sich der ergonomische Bewegungsablauf in der Summe zusammensetzt.

Sobald man eine etwas schwerere Last tragen muss, kann man nicht mehr vorlastig im Hohlkreuz gehen.
Schieben Sie Ihr Rad bergauf, nehmen Sie ebenfalls automatisch die anatomisch richtige Haltung der ELG ein und vermeiden ein Hohlkreuz, um in eine stabile Statik zu kommen.
Beobachten Sie, wie Sie sich unter Belastung bewegen und ordnen Sie die erlernten ergonomischen Begriffe und Elemente diesen Bewegungen zu.
Während Ihres Trainings können Sie damit immer wieder kontrollieren, ob die alternativen Bewegungen auch ohne Belastung richtig sind.

Daran lässt sich erkennen, dass die ergonomische, alternative Bewegung keine theoretische Erfindung ist, sondern bei Bedarf immer schon von jedem Menschen unbewusst genutzt wird.

Als hätten Sie „Gummigelenke" tanzen Sie völlig losgelöst, denn das starke Muskelkorsett und der eingeklemmte Po stabilisieren Ihren Körper.

Im Hier und Jetzt zu bleiben, ist für uns ungewohnt, denn wir denken meistens schon daran, was wir als nächstes tun.

Multitasking gibt es auch als Gedanken, mit denen wir fortwährend konfrontiert sind.
Die Tibeter bezeichnen ein Gedankenkarussell als „Sansara".
Italienisch bedeutet Sansara: Mückenschwarm.

„Stehen bleiben, drüberschwingen, lässig schlendern, hier und jetzt" wird zur „Laufgymnastik, auf der Stelle vorwärts" – wie auf einem Laufband.

Ohne Vorwärtsdrang kann eine damit verbundene Entschleunigung zum Stressabbau beitragen.
Mit meditativen Techniken versucht man zur Ruhe zu kommen.
Die ELG ist eine Form von meditativer Bewegung.

Damit ist die Logistik des alternativen, ergonomischen Bewegungszyklus mit den drei Stufen vollständig definiert.

Durch die Erklärungen wissen Sie nun, was die einzelnen Begriffe bedeuten, die zumindest anfangs in der beschriebenen Reihenfolge ablaufen sollten, um das richtige Körpergefühl dafür zu bekommen.

Sagen Sie sich während des Gehens die Elemente mit ihren Begriffen laut oder leise vor.
Trainieren Sie, als wollten Sie ein Gedicht lernen und setzen Sie die jeweiligen Begriffe in Bewegung um.

Es hat sich bewährt, jeden Begriff zweimal hintereinander anzusagen.
Dadurch kann man intensiver in den Körper „hineinhören" und vor allem einen schmerzenden Schwachpunkt besser kontrollieren.

Die gesamte Technik auf einen Blick finden Sie im anschließenden Bewegungsablauf der ELG.

Der komplette Bewegungszyklus
der ELG auf einen Blick.

Die Hauptreihe des Bewegungsablaufs mit allen
möglichen Begriffen

Element 1
Vorbeugen, hintersacken auf die Ferse,
Po einklemmen, hinterklappen,
Ballenschub, Fuß hochschlenkern.
Mit der Hüfte Knie vorziehen, Kreuz wölben,
Ferse heran, Beugen und Bauch total entspannt.
Ellenbogen, Rumpf mitdrehen, Hüftrotation,
herüber und hinüber und ...

Element 2
Mit der Hüfte Bein ausfahren, Ferse zurück,
hintersacken, Po einklemmen hinterklappen,
sitz! – und hoch!
Aufwärtsfedern aus der Hüfte mit der Schulter –
Herüber und hinüber und ...
(**1** 2 3 - **1** 2 3)

Hilfselement:
Stehen bleiben, drüber schwingen,
locker schlendern,
hier und jetzt.
Herüber und hinüber und -

Jeden Begriff zweimal ansagen.

Empfohlene Nebenreihe:

Vorbeugen, Po einklemmen, hinterklappen,
Ferse zurück, Fuß hochschlenkern,
mit der Hüfte Knie vorziehen,
Ferse heran, sitz – und hoch!
aufwärtsfedern aus der Hüfte mit der Schulter,
1 2 3, **1** 2 3

Attraktor:
Po einklemmen, hinterklappen,
Knie vorziehen, sitz – und hoch!
1 2 3, **1** 2 3

Ergonomisch Radfahren

mit der alternativen Bewegung.
Fachmediziner sagen: „Es ist falsch, bei Arthrose die Gelenke nicht zu bewegen oder einseitig zu schonen. Sie müssen aktiv sein und sich regelmäßig bewegen, denn nur so wird der Knorpel mit den Nährstoffen der Gelenkflüssigkeit geschmiert."

Doch Vorsicht! Nur „sanfte" Sportarten, wie Radfahren oder (richtiges) Schwimmen sind geeignet.
Arthrose-Patienten haben oft mit schmerzhaften Entzündungen zu kämpfen, die jede Bewegung lähmen. Mehrere Millionen in Deutschland sind betroffen, wobei Medikamente nur so lange zur Schmerzfreiheit beitragen können, bis wieder regelmäßige Bewegungsübungen möglich sind.
Auf keinen Fall dürfen das ohnehin geschädigte Gelenk und der Knorpel übermäßig beansprucht werden.
Also keine (sportliche) Selbstüberschätzung!
Sollte Ihnen beim Radfahren von vorn bis hinten einiges wehtun, einschließlich Arme, Oberschenkel und das Kreuz, haben Sie eine falsche Sitzhaltung. Setzen Sie sich nicht im Hohlkreuz vorn auf das Sattelhorn, wobei evtl. das Gewicht auch auf den Handgelenken lastet. Belasten Sie vielmehr mit Ihren Sitzbeinen die breite Rückseite des Fahrradsattels.
Die Sitzhaltung ist ähnlich dem ergonomischen Vorbeugen, wobei man das Steißbein vorschiebt und den unteren Rücken, das Kreuz, zurückwölbt. Wenn das Becken hochgestellt ist wird die Hüfte frei beweglich.

Somit können Sie die starke Muskulatur des Muskelkorsetts mit der Hüftbewegung (auf/ab) einsetzen.

Dazu muss die Sattelhöhe so eingestellt sein, dass der Unterschenkel bei der Abwärtsbewegung senkrecht in den Idealwinkel gestreckt ist. Das Körpergewicht kann dadurch nach hinten verlagert werden und Sie liegen nicht schwer auf den Handgriffen, sondern <u>ziehen daran</u> gegen den Beindruck (besonders bergauf).

Wie ein Kolben drückt das MK mittels der Hüfte das Pedal nach unten. Die schwächere Oberschenkelmuskulatur ist entlastet. Jedoch können Sie beide „Antriebsarten" abwechselnd einsetzen oder kombinieren. Voraussetzung ist in jedem Fall ein für Sie genau passender Rahmen. Tipps zum richtigen Radfahren, um die Gelenke zu schonen:

✓ Die Lenkergriffe sollten etwa 20 cm höher sein als der Sattel.

✓ Entfernung Sattelspitze zum Lenker: Ellenbogen bis Fingerspitze + drei Fingerbreit.

✓ Niedriger Durchstieg: maximal 45 cm hoch am tiefsten Punkt.

✓ Gangschaltung: Zum Anfahren in einen niedrigen Gang schalten. Immer die richtige Übersetzung wählen. Je flüssiger man die Pedale tritt, umso schonender für den Körper. Sinnlose Kraftakte führen auf Dauer zu gefährlichen Rücken- und Kniebeschwerden.

✓ Lenker: eine anatomisch falsche Handgelenks-stellung kann Störungen der Nerven, wie auch Rücken- und Nackenschmerzen hervorrufen. Lenkerhöhe- und Neigung müssen einstellbar sein, damit das Gewicht des Oberkörpers auf dem Gesäß und nicht auf Händen und Handgelenken ruht.
Die Lenkerbreite ist ideal, wenn die Arme leicht angewinkelt sind und die Hände maximal zwei Handbreit rechts und links von den Schultern den Lenker greifen. Ergonomische Griffe und Stoßdämpfer vermeiden Druck und Stöße auf die Nervenwurzeln.

✓ Bremsen: Bei muskulären Problemen in den Händen ist eine Rücktrittbremse eine gute Ergänzung der gesamten Bremsanlage.

✓ E-bike/Pedelec: Da sich der Elektromotor immer dann zuschaltet, wenn man stärker als normal treten müsste, werden dadurch die Gelenke außerordentlich geschont.

✓ Jedoch ist zu beachten: Das Rad ist schwerer und die Bremsen greifen wesentlich stärker. Also nie mit der Vorderradbremse zu stark oder in den Stand abbremsen.
Blockiert das Vorderrad, auch bei geringem Tempo, kann dies zum Sturz führen.
Das gilt auch in Schrecksituationen. Wenn die vordere und hintere Bremse gleichzeitig heftig gezogen (bzw. zurück getreten) wird, kann es zu schlimmen Stürzen über das blockierte Vorderrad kommen.

Möglichst die Finger weg von der Vorderradbremse und hinten gefühlvoll bremsen! Blockiert in der Vorwärtsbewegung das Hinterrad, rutscht es evtl. seitlich weg und sogar ein Sturz kann glimpflich ablaufen.

Rücktrittbremse: Im Moment des Abbremsens stehen die Pedale waagerecht und der (rechte) hintere Fuß dementsprechend hoch. Beim Anhalten muss man nach links durch den tiefen Einstieg vom Rad abspringen.

Besonders bei einem schwereren Pedelec ist es notwendig, im Stand mit dem linken Bein das Rad abzustützen.

Wird das Hinterrad aber mit der Handbremse allmählich zum Stand abgebremst, kann man dabei auf dem rechten Pedal unten stehen.
D. h. die Beine sind gestreckt nur wenig über dem Boden und man kann sofort beidbeinig stehen, wenn es notwendig wird.
Verlagert sich normalerweise das Gewicht beim Absteigen nach links, stützt man mit dem freien linken Bein das Rad stabil ab.

Sinnvoll ist es, diese Bremssituationen zu üben.

Übrigens, fahren Sie mit dem E-bike bergab nie mit dem zugeschalteten Motor an!

3. Teil
Perspektiven
Tipps zum Training im Alltag.

Sie haben die Technik der ELG kennengelernt und für Ihr eigenes Training Vorschläge bekommen. Nun können Sie sich daranmachen, in Ihre Körperautomatik diese schonende, aber ungewohnte Art der Bewegung einzuprogrammieren.

Durch die Beschreibung der Erlebnisse von drei Personen mit der ELG sollten Sie schon bald ein gutes Gefühl für diese Methode bekommen können.
In den Kursen zur ELG hat sich herausgestellt, dass verschiedene Erklärungen für dieselbe Sache bei manchen Leuten einen „Aha-Effekt" ausgelöst haben.
Offenbar reagiert nicht jeder mit dem gleichen Verständnis auf bestimmte Informationen.
Deshalb biete ich Ihnen noch weiter Darstellungen zum Thema ELG an, wie sie sich oft spontan aus Fragen und Diskussionen mit den Kursteilnehmern ergeben haben.

So wie der Bewegungszyklus aus unterschiedlichen Perspektiven detailliert beschrieben ist, kann das eine Hilfe für Sie sein, damit Sie für diese Technik immer mehr Gefühl bekommen.

Bildhafte Beschreibungen, Wiederholungen und weitere Informationen sollen Ihnen helfen, ein gutes Gefühl für die ELG zu entwickeln und Sie beim Üben zu unterstützen.

Bedienen Sie sich an diesem „Wühltisch der Informationen" und suchen Sie sich heraus, was Ihnen auf Ihrem Weg zum leichteren Leben weiterhilft.
Entdecken Sie laufend mehr und mehr die Vorzüge und den Nutzen der ELG.

Der Weg ist das Ziel und Sie erreichen immer wieder Teilziele und bekommen damit Erfolgserlebnisse beim Üben.
Bald werden Sie bemerken, dass Sie sich leichter und flüssiger bewegen.

Irgendwann haben Sie öfter mal das Gefühl, über die Straße mit einer gewissen Schwerelosigkeit vorwärts zu gleiten, sich eine 6–8 prozentige Steigung mühelos hinaufzuschwingen, ohne gegen die Schwerkraft ankämpfen zu müssen.

Auch auf unebenem Gelände stehen Sie stabil, sogar bei Glätte.
Auf der flachen Sohle steht man sicher auf drei Punkten - auf der Ferse und den Zehenballen.
Im Verlauf der Bewegung sind kurz beide Sohlen = sechs Punkte belastet.
Zwischendurch, mit dem Ballenschub links plus der rechten Sohle fünf Punkte und auf dem Standbein wieder drei Punkte.
Damit haben Sie ständig genügend Bodenkontakt, um im totalen Gleichgewicht zu bleiben.

Über Schotter, Kies oder im Wald über Wurzeln und Unebenheiten bewegen Sie sich zügig und sicher voran.

Sie stellen sich einfach entspannt auf die flache Sohle und schwingen den Körper darüber.

Vorlastig im Hohlkreuz balancieren Sie auf einem Punkt, der Ferse und flüchtig auf den Zehenballen.

Bequemer als mit der ELG bekommen Sie es nicht mehr.

Sie laufen im Sitzen, im Stehen, ohne bewusst einen Muskel anzuspannen, mit minimalem Kraftaufwand, da Sie ja weniger Gewicht auf den Boden bringen.

Damit kommen Sie auch im unebenen Gelände und bergauf fast genau so zügig voran wie auf ebener Straße, vielleicht quer durch den Wald, einen Hang mit Leichtigkeit hinauf und hinunter.

Ohne allzu fest aufzutreten, laufen Sie mit weiträumigen Schritten so stabil, dass Sie nie in Gefahr sind, sich den Fuß zu verstauchen.

Typisch für die ELG ist der fließende, gleitende Laufstil mit dynamischer Schwungtechnik. An sich sollten Sie ihn vom Skilanglauf her kennen.

Sind Sie selbst noch nie auf Langlaufskiern gestanden, schauen Sie sich die Bewegung an, wenn jemand genussvoll in der Loipe dahingleitet.

Man kann auch ohne Ski dahingleiten.

Die Vorwärtsbewegung findet mit dem ganzen Körper statt, auch dem Oberkörper, den Hüften und den Schultern.

Die Beine brauchen Sie schon auch, u. a. um kurz darauf stehen zu bleiben und sich vorwärts zu schwingen. Wie beim Gleiten auf dem Standski.

Wird beim Gehen und Wandern das Bein belastet mit dem Sie auftreten, können Sie sich gleichzeitig durch die Schwungtechnik leichter machen. Insgesamt müssen Sie sich lediglich um eine totale Entspannung bemühen.

Ist das Körpergewicht durch „Po einklemmen" und „sitz" locker am tiefsten Punkt angekommen, wird automatisch die Kontraktion des Muskelkorsetts ausgelöst.
Sie unterstützen das Hochfedern durch „hoch" und „aufwärtsfedern" wie mit einer rhythmischen Tanzbewegung, vor allem mit den Schultern.

Man sollte sich immer bewusst sein, dass die Basis der ergonomischen Bewegung Stufe 1 ist.

Mit durchgedrückten Beinen, wie auf „Stelzen" zu gehen, ohne die Knie abzubiegen hilft bereits, Knie und Rücken zu entlasten.
Wird das unbelastete Bein im Knie nach vorn abgebogen und das andere durchgestreckt, kann man bereits etwas lockerer, wenn auch hüftsteif gehen.
Durch die Stufe 3 der ELG sind Rücken, Knie und Hüften vollständig entlastet.

Jedoch schiebt man weiterhin, auch in der schwungvollen Bewegung, mit dem nach hinten geklappten Bein (Stelze) den Körper diagonal vorwärts.
Der Oberschenkel klemmt mit der Rückseite den entspannten Po ein und erzeugt mit dem ausgefahrenen Bein den Vorwärtsschub (Schlittschuhschritt).

Im Programm der Volkshochschule fand Barbara ein Kursangebot zur Selbsthilfe für genau ihre Probleme, besonders auch für Übergewichtige, und sie meldete sich dafür an.

Aus organisatorischen Gründen kam der Kurs dann jedoch nicht zustande. Barbara ließ nicht locker und so bekam ich schließlich einen Anruf von ihr. Sie hatte schon auf eine Verbesserung ihrer Lage gehofft und fragte nach einem weiteren Kurs, egal, wann und wo.

Barbara erzählte: „Zeitweise habe ich Schmerzen im Kreuz, sodass ich oft nicht weiß, wie ich stehen, liegen und gehen soll ohne gegen die Schmerzen Tabletten zu nehmen.
Ich kann doch nicht jedes Mal zum Arzt gehen, wenn ich eine schlaflose Nacht hatte und Rückenschmerzen habe.
Medizinische Behandlungen helfen zwar schon, aber nur so lange, bis ich wieder meine schweren Einkäufe drei Stockwerke hochgeschleppt habe."

Ich konnte Barbara nicht weiterhelfen, da in nächster Zeit kein weiterer Kurs geplant war.

Dann bekam ich noch einen weiteren Anruf mit einem ähnlichen Anliegen von Erwin und ich versprach, mir etwas zu überlegen.
Dabei dachte ich an meine Notizen zu dem ausgefallenen Kurs, die ich dann aber zunächst würde überarbeiten müssen, damit diese Anleitungen auch ohne praktische Übungen verständlich wären.

Daraus ist mit einer ausführlichen Beschreibung der ergonomischen Laufgymnastik dieses Buch entstanden.

Da Sie dort immer wieder nachschlagen können, wenn Sie bestimmte Begriffe üben, ist Ihnen damit womöglich mehr geholfen, als in einem Kurs – auch wenn Sie dort einige Unterlagen bekommen hätten.
Wenn Sie als Autodidakt nach diesem Buch vorgehen, werden Sie feststellen, dass die wenigen Laufelemente relativ einfach zu verstehen sind.
Lassen Sie sich Zeit damit, bleiben Sie locker, denn es dauert eine Weile, bis die neuen Bewegungsabläufe selbstverständlich werden. Immer wieder wollen sich die alten Gewohnheiten durchsetzen.
So hat es sich angeboten, dass Barbara, Erwin und ich dieses Buch zusammen erarbeitet haben.

Barbara hatte, als „starke Frau", einen Kasten Wasser mit schweren Glasflaschen in den dritten Stock getragen, obwohl man sagen konnte, dass der Rücken ihr Schwachpunkt war.
Sie nahm sich vor, auf die Kohlensäuere zu verzichten und das zertifizierte Wasser aus der Leitung zu trinken. Dieser Vorsatz fiel ihr umso leichter, als sie fast immer unter Spannungen im Kreuz zu leiden hatte.
Aber auch Hüftgelenke und Knie bereiteten oft Probleme, wenn Barbara Treppen steigen oder etwas länger gehen musste.

„Wenn ich ehrlich bin" sagte sie, „dann liegt es an meinem Übergewicht, dass ich mich so wenig bewege, immer dicker werde und deshalb meine Knie ruiniere."

Die drei Stockwerke konnte sie, mit oder ohne Einkaufstaschen, nur mit Pausen bewältigen. Sie hatte, spontan wie sie ist, mit einigen Übungen schon einmal losgelegt, ohne weiter auf technische Details zu achten.
Ihre Kreuzschmerzen wären fast weg, berichtete sie, aber seit einiger Zeit hätte sie Verhärtungen in den Waden und könnte nur unter Schmerzen gehen.

„Daraufhin habe ich alles noch sorgfältiger geübt", erklärte sie „aber im Gegensatz zum Beginn meines Trainings gibt es jetzt Probleme mit der Wadenmuskulatur. Vermutlich liegt es an der Grundhaltung, aber auch wenn ich mich darum bemühe, wird es nicht besser."

Barbara führte mir vor, wie sie sich bewegte. Sie ging nicht im normalen Tempo, auch als zügiges Wandern konnte man das nicht mehr bezeichnen. Vielmehr schob sie mit den Stöcken an, um möglichst rasch voranzukommen.
Alle Bewegungen führte sie technisch sauber aus und es schien, als ob sie auch nicht im Hohlkreuz wäre.
Das konnte man jedoch nicht genau sagen, da mit einem ausgeprägten Hinterteil immer der Eindruck entsteht, ins Hohlkreuz zu fallen.

Was sie außer Acht ließ, war das Hilfselement, das zur lockeren, gleitenden Bewegung beiträgt. Bei „stehen bleiben, drüberschwingen, lässig schlendern, hier und jetzt" handelt es sich weniger um eine Technik, als um die innere Haltung zur Entschleunigung.
Wird dieses mentale Element vernachlässigt, kommen die Schultern und damit der Körperschwerpunkt weiter nach vorn über die Zehenballen, sodass Waden und Achillessehne das ganze Gewicht zu tragen haben.

Ich erzählte ihr von meiner Erfahrung, als ich zu Fuß in der Stadt einige Erledigungen hatte und alle Passanten um mich herum eiligst irgendwo hinstrebten.
Dieser „Mitzieheffekt" ließ mich aus dem absoluten Gleichgewicht kommen und vorlastig werden. Zwei Tage hatte ich mit schmerzhaften Wadenverhärtungen zu tun.

Barbara gelobte: „Von nun an werde ich mich bemühen, nicht davon zu hasten. Ich gebe auch zu, dass ich dachte, wenn ich ein Dauertraining mit ‚Po einklemmen' besonders forciere, das zu einem knackigen Hintern beitragen würde."

Da konnte ich sie beruhigen: „Barbara, wenn Sie eine Stunde mit der ELG laufen, trainieren Sie eine Stunde lang bei jedem Schritt durch eine Muskelkontraktion die jeweilige Poseite intensiv mit, egal ob Sie schnell oder langsam gehen."

Erwin war da ganz anders. Sorgfältig analysierte er jedes Element und führte es konzentriert aus. Technisch korrekt setzt er Fuß vor Fuß und erinnerte dabei etwas an K. I. – Künstliche Intelligenz. Kurz, er bewegte sich wie ein Roboter, von Skilanglauf keine Spur.

Ich sprach ihn darauf an und er erklärte mir freudestrahlend, dass er keine Schmerzen mehr im Knie hätte, wenn er sich eben derart bewegte.

Er argumentierte: „Zunächst bin ich einfach froh, dass ich mit Stufe 1 überhaupt schmerzfrei gehen kann, egal wie es aussieht. Später will ich dann versuchen, mir etwas mehr zuzutrauen und lockerer zu gehen." Diesem vernünftigen Vorsatz konnte ich nicht widersprechen, ist doch Stufe 1 die Basis der ELG.

„Ich bin wesentlich ruhiger und entspannter" meinte Barbara, „seit ich auf das Laufen achte und nicht andauernd über alle möglichen negativen Dinge nachgrüble."

Dazu fügte ich an: „Die Achtsamkeit auf die Körperbewegung und das Gehen ohne Eile hat einen meditativen Charakter, kann innere Ruhe und Gelassenheit fördern und zur mentalen Stärke beitragen."

Barbara fuhr fort: „Ich habe gelesen, dass von Kardiologen empfohlen wird, täglich mindestens 30 Minuten Ausdauertraining zu betreiben oder eine Stunde lang spazieren zu gehen.

Dies bremst die Entstehung und das Fortschreiten einer koronaren Herzerkrankung und eignet sich hervorragend, um Stress abzubauen. Diese Bewegung sei für das Herz effektiver als passive Methoden wie Yoga, Tai-Chi, Qi Gong usw."

Ich stimmte ihr zu: „Bei der ELG können Sie sich spannungsfrei und lässig auf der Ferse ausruhen und locker mit dynamischem Schwung gehen. Vermeiden Sie ein Hohlkreuz, ist es möglich, sich ganz natürlich mit müheloser Leichtigkeit entspannt zu bewegen und trotzdem den Puls entsprechend der Pulsformel kräftig zu beschleunigen. Übrigens, haben Sie schon mal beim Karneval in Rio eine Sambatänzerin gesehen, die hüftsteif im Hohlkreuz die Ferse auf den Boden rammt? Dies ist eine unnatürliche Bewegung, die ihren Tribut fordert."

Allerdings kann man angespannt und vorlastig schneller rennen.

Eine Studie besagt, dass in der Zeit von 2000 bis 2010 die Leute auf der Straße um 10 % eiliger unterwegs waren. In der Anthropologie gibt es eine Theorie, nach der wir unser Menschsein u. a. der Tatsache verdanken, in der Mittagshitze schwitzen zu können – und unserem kräftigen Hintern. Schon vor Millionen Jahren konnten so die Jäger schneller und ausdauernder hinter dem Wild herrennen oder vor ihm fliehen. Im archaischen Teil unseres Stammhirns ist immer noch gespeichert, Fersengeld zu geben wenn der Säbelzahntiger um die Ecke kommt, ohne Rücksicht auf Verluste wie Knie, Wirbel und was sonst noch an uns dran ist.

Dadurch wird man nicht ruhiger. So sind wir immer noch auf der Flucht, gehetzt von einer schnelllebigen Zeit und voll innerer Unruhe.

Die Hochleistung, zu der der Mensch fähig ist, ermöglicht ihm die Flucht und den Wettkampf im Sport.
Aber eine planlose sportliche Überforderung ohne Regenerationsphase kann nicht gesund sein. Dann ist Sport „Mord", mit Muskelkater, Zerrungen, Gelenkverschleiß usw.

Mitunter schaut jemand in den Spiegel und beschließt: ab morgen wird gejoggt!
Hat er Probleme mit dem Kreuz und ein lädiertes Knie plus Übergewicht, sollte er sich nicht dem Risiko ungeplanter Überforderung aussetzen.

So sinnvoll es ist, selbst für seine Gesundheit aktiv zu werden, so sinnlos ist es, plötzlich ein Sprinttraining im Sportverein mitzumachen bis ein Muskel reißt.

Erwin war der Meinung: „Um sich im Sport zu trainieren, Muskeln und Kraft aufzubauen, sich im Wettkampf zu messen oder überschüssige Energie abzulassen, kann man mit gesunden Knochen schon zeitweise an seine Grenzen gehen. Geht man darüber hinaus, wird so etwas im Sport als Substanzverlust bezeichnet.
Auch kann es einem Gesunden nicht schaden, sich zwischendurch so schnell zu bewegen, bis er außer Atem ist und sich der Puls kräftig beschleunigt."

Dazu bemerkte ich: „Dies trifft aber weder auf Barbara, auf Sie oder auf mich zu. Sollte jemand nicht mehr in der Lage sein, auf ein normales Tempo herunter zu bremsen, geht er auch mental über seine Grenzen hinaus. So beginnen der Tunnelblick und die Stressspirale.

Mit der Achtsamkeit auf die locker schwingende Körperbewegung der ELG ergibt sich ein Feedback zur mentalen Entspannung und Entschleunigung. Eine Stunde Laufgymnastik ist eine Stunde leichter leben im ‚Hier und Jetzt' durch den Ausstieg aus den Alltagssorgen. Laufen Sie nicht möglichst schnell von A nach B, denn Sie machen Gymnastik, zeitlos, auf der Stelle vorwärts, wie auf einem Laufband."

Erwin sagte: „Die Technik der ELG ist durchaus zu schaffen, etwas intensiver muss ich mich mit den ungewohnten Bewegungsabläufen auseinandersetzen. Zurzeit hilft mir besonders der Begriff, den ich anfangs unterschätzt habe. Um den Unterschenkel nach dem Abrollen und ‚Fuß hochschlenkern' wie eine ‚Prothese' locker vorwärts bzw. heran zu schwingen (Ferse heran), muss automatisch das Knie höher gehoben und nach vorn gezogen werden, sodass sich das Gewicht auf die vordere Ferse verlagert. Wenn ich an ‚Ferse heran' denke, habe ich den Eindruck, dass sich die Beine nicht unter, sondern vor meinem Körper her bewegen wie bei einem Liegerad."

„Für viele ist es aber am schwierigsten" erklärte ich, „im Hier und Jetzt zu bleiben, nicht von dem Ort wegzurennen, an dem sie sich jetzt gerade befinden und sich auf die Laufgymnastik einzulassen ‚auf der Stelle vorwärts'.

Die eigentliche Realität ist der jetzige Moment und nicht Vergangenheit oder Zukunft, wo man sich meist in Gedanken befindet und sich (unrealistische, fiktive) Sorgen macht.

Bleiben Sie hier, machen alternative Laufgymnastik, lassen die Straße unter sich ablaufen und die Landschaft auf sich zukommen.

So kommen Sie zu innerer Ruhe, wodurch Sie sich erst total entspannt bewegen können. Nutzen Sie die ELG als Instrument dafür.

Je entspannter Sie sind, umso intensiver wird die Muskelkontraktion von Po und der großen Muskelgruppe um die Lendenwirbelsäule, die Sie mit dem Hochfedern der Hüfte automatisch auslösen. Ist schon eine Dauerspannung vorhanden, lässt sich daraus kaum eine weitere Steigerung zu einer kraftvollen Muskelkontraktion erreichen. Notwendig ist Lockerheit als Vorbereitung zum Auslösen der Kontraktion, um hoch zu federn."

Ergonomisch laufen bedeutet, sich anatomisch körpergerecht richtig zu bewegen. Sollten Sie glauben, das sowieso zu tun, dann beobachten Sie sich doch einmal genauer und fragen Sie sich, ob Sie alles richtig machen.

Also kein Hohlkreuz. Keinen Aufprall auf die Ferse (beim Joggen bis zum fünffachen Körpergewicht), keine Außenrotation des Unterschenkels, locker in den Hüften und unverkrampft im Kreuz.

Bei der Umprogrammierung auf die alternative Bewegung ist es wichtig darauf zu achten, dass die Vorwärtsbewegung weniger mit den Beinen, als mit dem Körper erfolgt.
Dabei nach hinten entspannt zusammensacken (sitzen), um für die Kontraktion des Muskelkorsetts als „Antrieb" auszuholen.

Eigentlich müssen Sie nur ein Hohlkreuz vermeiden (wodurch die Hüfte locker beweglich wird), das Gewicht nach hinten verlegen, den Po einklemmen, das Bein hinterklappen, ausschließlich auf den Fersen gehen und sich vorwärts „schieben."
Damit eröffnet sich der ergonomische Bewegungszyklus und Sie belasten weder die Wirbelsäule noch die Gelenke.
Befinden sich die Schultern über den Fersen, ist der Körper im Gleichgewicht.

Wenn Sie im Hohlkreuz das Gewicht vorlastig auf die Ballen verlagern, müssen Sie schleunigst die Beine bewegen, um nicht nach vorn zu fallen.
Bei diesem Bestreben spannen Sie den Lendenwirbelbereich permanent an und wundern sich dann über Rückenschmerzen.
Jetzt könnten Sie argumentieren, das würden alle so machen. Damit haben Sie Recht, wodurch es aber auch nicht besser wird.

In jedem Problem steckt eine Chance. Als großer Vorteil bei der ELG hat sich ein anfangs vermeintlicher Nachteil herausgestellt.

Zwar benötigt die ungewohnte Bewegung Ihre Aufmerksamkeit, aber genau das ist die Hilfe zu einer zwanglosen Achtsamkeit mit meditativem Charakter.
Immer locker bleiben, mit Freude am Tun. Nehmen Sie ohne Leistungsdruck einen Begriff und ein Element nach dem anderen ins Programm auf.
Der Weg ist das Ziel und Sie erreichen immer wieder Teilziele beim Üben – Erfolgserlebnisse, über die Sie sich freuen können.

Um die Außenrotation des Unterschenkels zu vermeiden, stellen Sie sich vor, Sie stehen auf Langlaufskiern.
In Grundhaltung, Gewicht hinten, Knie locker und Sie heben die Hüfte mitsamt Knie und Ski an.
Schwingen Sie den Ski gerade vor, sodass die Hüfte locker mit nach vorn kommt.
Mit dieser leichten Schwungbewegung kicken Sie sich locker voran und kommen mit dem „hängenden Fuß" sicher mit der flachen Sohle auf den Boden.
Damit Sie dies auskosten können, bleiben sie einfach kurz stehen, wie auf einem Gleitski.

Durch den geraden Schritt nach vorn gibt es kein Verdrehen im Kniegelenk und keine Außenrotation des Unterschenkels.
Dabei verlagern Sie das Körpergewicht auf die Ferse.

Machen Sie zunächst einen Ausfallschritt nach dem anderen.

Sie werden feststellen, dass durch die Hüftbewegung die Außenrotation des Unterschenkels verschwunden ist.
Nun laufen Sie in gerader Linie, kommen ohne einen Schlenker auf dem jeweiligen Standbein an (herüber/hinüber).
Würden Sie beim Langlaufen die Skier erst zur Mitte und dann nach außen führen, bräuchten Sie jemand, der Ihnen hilft, Skier und Beine wieder zu entwirren.

Kommt das Gewicht seitlich zu weit nach außen, fallen Sie in den (nicht vorhandenen) Schnee.
Bleiben Sie mit dem Gewicht zu weit innen, verkrampft Ihr Standbein, Sie bekommen Muskelkater in den Adduktoren und im Po, dass Sie einen Tag lang gehen wie ein alter Seebär.

Jetzt haben Sie mit „vor/zurück" und „rechts/links" das absolute Gleichgewicht gefunden. Damit sollte es Ihnen gelingen, spannungsfrei in sich zu ruhen.

Dazu äußerte sich Erwin recht drastisch: „Bei der Technik, wie ein Skilangläufer ohne Ski mit Schwung dahinzugleiten, hatte ich zunächst die Vorstellung, Furchen in den Boden zu schaben und meine Schuhe zu ruinieren.
Meine ersten Versuche machte ich Zuhause vor dem Spiegel. Das sah aus wie der Storch im Salat, als ich das Bein mit krampfhaft gespannter Wade ruckartig mit himmelwärts zeigenden Zehen nach vorn brachte.

Dabei wurde mir erst richtig klar, wie wichtig es ist, zuerst das Knie hoch genug anzuheben und den Fuß nachzuziehen.
Auch kam ich bald dahinter, dass beim Gehen tatsächlich eine großräumige, gleitende Laufbewegung möglich ist.
Dabei stelle ich mir vor, dass ich fühlen könnte, wie der ‚Schwungski' mit der Bindung an meinen Zehen hängt und der ‚Gleitski' vorwärtsgleitet.
Jetzt habe ich einen ‚Attraktor' gefunden: ‚Mit der Hüfte Knie vorziehen' und ‚stehen bleiben', wobei die Vorwärtsbewegung kompakter wird."

Die **Schwungtechnik** ist ein kurzes rhythmisches Hochfedern wie beim Tanzen.
Sie haben das Gewicht hinten auf der Ferse, das Bein hintergeklappt und katapultieren sich mühelos hoch.
1. Machen Sie sich um etwa die Hälfte Ihres Körpergewichts „leichter", denn noch während Sie mit der Schulter hochfedern, setzt der Fuß weich auf.
2. Entsteht das Hochfedern ohne Kraftaufwand durch die Muskelkontraktion im Rumpf, besonders im Lendenwirbelbereich, im Bauch und im Po mit dem Beinschub.
3. Die stützende Muskulatur für den Rücken wird somit, ohne die Gefahr von Überlastung, bei jedem Schritt trainiert. Dieser Bereich, das „Muskelkorsett", stabilisiert die Wirbelsäule als kräftigste Muskelgruppe des Körpers.
Denselben Schwungimpuls gibt es beim Tanzen sowie in vielen Sportarten.

Beim Tennis geben Sie dem Ball im Moment des Aufpralls auf den Schläger (sweetpoint) noch einen federnden Kick mit - er wird ca. 100 km h schnell.

Noch deutlicher ist es beim Badminton. Um den Federball zu schmettern (smash), klappen Sie zum Treffpunkt federnd mit einem Ruck das Handgelenk nach vorne. Der leichte Federball kann dadurch 300 km h und mehr erreichen.

Sobald der Fuß locker aufsetzt, schwingt der Körper nach vorn. Zugleich kommt das Gewicht nach unten und verlagert sich auf die Ferse.
Knie- und Leistenbeuge geben elastisch nach, die Hüfte bleibt locker und leitet das Gewicht über den Po auf die Ferse ab.
Aus dieser untersten Position ist es nun leicht möglich, sich mit Hüfte und Schulter hoch zu katapultieren.
Daraus ergibt sich ein sechsfaches Abfangen des Körpergewichts bei jedem Schritt!

Durch die **Muskelkontraktion** aus dem Bereich Bauch, unterer Rücken und Po, das **Hochfedern aus der Hüfte** und der **diagonalen Schulter,** gestützt auf den Beinschub**.**
Dazu das **Herunterwippen** in Knie- und Leistenbeuge mit Gewichtsverlagerung auf den Po, die Ferse und den speziellen **Stockeinsatz.**

Stehen Sie im Hohlkreuz, sind Sie schon oben und höher geht's nimmer.

Wenn Sie nun glauben, dass Sie als Unikum bestaunt werden weil Sie hochfedern und runterwippen, ist das nicht so.
Vielmehr haben Sie einen natürlichen, schwungvollen Gang ohne übertriebene Bewegungen.

Beobachten Sie, wie manche Leute verkrampft, hüftsteif und eigenartig gehen, um nicht aus dem Gleichgewicht zu geraten.
Trifft der vorgestreckte Fuß nur mit einem Punkt, nämlich mit der Ferse auf den Boden, macht man eiligst vorlastig den nächsten Schritt zum Ausbalancieren.
Machen Sie einen Versuch, und gehen Sie einige Schritte im Hohlkreuz auf den Fersen, dann werden Sie bemerken, dass Sie nur auf einem Punkt mit der Ferse aufkommen – eine wacklige Angelegenheit.
Trotzdem fallen Sie nicht einfach um, da Sie sich schleunigst weiterbewegen.

Auch wird es Ihnen kaum gelingen, im Hohlkreuz nur auf der Ferse ruhig stehenzubleiben.
Selbst wenn Sie dabei vorlastig die zwei Punkte der Ballen belasten, werden Sie bald Verspannungen und Probleme mit dem Gleichgewicht bekommen.
Da Sie sich jedoch mit der ELG locker auf mindestens drei Punkten im sicheren Gleichgewicht bewegen, machen Sie einen dynamischen, sicheren und selbstbewussten Eindruck.

Bei der ELG gilt im Prinzip immer der gleiche Bewegungsablauf mit einigen minimalen Abweichungen.

Ob Sie gehen, wandern, walken oder Treppen steigen - ob Sie geradeaus, bergauf oder bergab laufen.

Achten Sie darauf, dass die Bewegung mit dem Knie, nicht mit dem Fuß, als vorderster Punkt beginnt.
Anschließend belastungsfrei abrollen, Ferse nach hinten hoch schlenkern und jetzt den Fuß nach vorn kicken.

Den Unterschenkel können Sie sich als Prothese denken – einfach passiv am Knie hängen lassen, vorschwingen, in einer runden Bewegung heranpendeln und sacht mit der Ferse aufsetzen.
Dies geschieht in die Vorwärtsbewegung hinein, anstatt gegen den Lauf wie beim Gehen im Hohlkreuz.

Nahezu behutsam setzen Sie den Fuß auf, das Gewicht kommt herunter, Sie federn hoch und schieben sich nach vorn.
Geht es eben dahin, schwingen Sie sich voran wie bei der Gleitphase im Skilanglauf. Es spielt zunächst keine große Rolle, ob der Untergrund eben ist, ansteigt oder abfällt.

Ergonomisches **Gehen** in der Grundhaltung und im völligen Gleichgewicht sieht ganz normal aus.
Die Schwungtechnik ist dabei weniger intensiv.
Und Sie gehen ohne Stöcke.
Im ergonomischen **Wandern** ist die gesamte Technik der ELG enthalten.

Relaxed Walking erlaubt eine etwas schnellere Gangart, ohne Gelenke und Wirbelsäule durch falsche Belastung zu verschleißen. Jedoch steigt dabei der Druck auf das Hüftgelenk, da Beuge und Hüfte einen Teil der Energie aufnehmen. Die Schwungtechnik zielt nach vorn und die Schrittfrequenz kann erhöht werden. Die Stöcke schieben mehr, als dass sie stützen.

Bergauf heben Sie lediglich das Knie etwas mehr an. Eine Steigung von 6–8 % macht sich somit kaum bemerkbar, denn der Schwung bleibt immer der gleiche. Wird es steiler, gibt es die Technik zum (Treppen) Steigen.

Bergab gehen oder Treppen steigen ist mit Gelenk- oder Wirbelproblemen oft schwierig, denn Sie müssen bei jedem Schritt Ihr Körpergewicht (in den Knien) abbremsen.
Mit der ELG können Sie ungebremst abwärts laufen. Sie fangen bei jedem Schritt durch Abfedern das Gewicht elastisch ab, wobei Sie die Stöcke gezielt einsetzen und sofort wieder hochfedern, wodurch die Schwerkraft kompensiert wird. Dadurch verbleibt nur ein geringer Teil des Körpergewichts und Sie kommen in eine flüssige Abwärtsbewegung, die kein Abbremsen notwendig macht.

Erwin meldete sich zu Wort: „Dass ich trotz meines arthritischen Knies eine Bergtour unternehmen kann, liegt vor allem daran, dass ich nun auch einen längeren Abstieg problemlos schaffe. Sogar die ‚Abfahrt' habe ich mir zugetraut. Man kann im Gebirge ein Schuttkar hinunter springen, indem der Rucksack ganz nach hinten, fast an den Berg, verlagert wird. Mit dieser Gewichtsverlagerung springt man mit einem Satz hoch und zugleich mehrere Meter abwärts ohne vorlastig zu werden. Dabei bremst die Ferse weich im Schutt ab. Lehnst du dich nicht weit genug zurück, wirst du kopfüber auf dem Bauch den Berg hinunter schlittern."

Barbara gestand: „Eigentlich wollte ich mit auf den Berg gehen, habe es mir dann aber doch nicht zugetraut. So machte ich im Tal Wanderungen und sah den Tennisspielern zu. Vielleicht könnte ich diesen Sport später einmal betreiben, wenn es mir noch besser geht."

Mit Tennis hatte ich meine Erfahrungen und so konnte ich Barbara einiges dazu sagen: „Es hat etwa acht Jahre gedauert, dann waren meine Wirbelsäule und die Knie durch die Belastung beim Tennis derart geschädigt, dass ich damit aufhören musste."

Während beim Joggen der Aufprall auf die Ferse das Fünffache des Körpergewichts ausmacht, kommt es beim Tennis bis zur siebenfachen Belastung.

Deshalb riet ich Barbara: „Sie sollten in Ihrer Situation lieber schwimmen gehen, ein Muskelaufbautraining unter fachlicher Anleitung machen oder sich eine Sportart suchen, die Ihre Gelenke und Wirbel nicht weiter verschleißt.
Radfahren oder Rückenschwimmen ist zu empfehlen, jedoch nicht Brustschwimmen.
Ich selbst trainiere problemlos mit meinem Rudergerät."

Und Ihnen, die oder der Sie mit diesem Buch arbeiten wollen, ist zu raten:
Befassen Sie sich fortwährend mit der Technik der ELG, die Ihre Lebensqualität bis ins Alter hinein positiv beeinflusst.
Auch wenn schon mit der alternativen Grundhaltung und den etwas anderen ersten Bewegungen eine gewisse Entlastung einhergeht, dauert es doch eine ganze Weile, bis die Ergonomische Laufgymnastik weitgehend automatisch abläuft.

Sobald Sie diese Lauftechnik gut genug beherrschen, werden Sie sich immer weniger darauf konzentrieren müssen. Z. B. mit einem Attraktor, wie:
„Hinterklappen, Fuß hochschlenkern".

Nehmen wir einmal rein theoretisch an, Sie wollten Tennisspielen erlernen, dann kommt Ihnen das ziemlich kompliziert vor, was es auch ist.
In kleinen Trippelschritten laufen zu lernen, um den richtigen Abstand zum Ball zu kriegen.
Den Ball unerbittlich anzustarren, um seine Flugbahn zu berechnen.

Ihn im Aufsteigen zu treffen, genau vor dem Körper und an der Idealstelle des Schlägers, obwohl Sie den Eindruck haben, es kommt eine Kanonenkugel auf Sie zugeschossen. Als Brillenträger leben Sie da gefährlich.

Dass Sie womöglich ein paar Jahre brauchen, bis Sie gut Tennis spielen können, finden Sie dann ganz normal.
Das alles, um etwas Spaß zu haben.

Die Technik der ELG zu erlernen ist wesentlich einfacher und ohne die Gefahr von Muskelriss und Sehnenzerrung.

Machen Sie es ganz einfach zunächst wie immer: Sie gehen oder walken wie üblich - steif, verspannt, mit Kraft, im Ungleichgewicht.
Sie stampfen die Ferse in den Untergrund, dass Ihnen der Stoß durchs Fußgelenk und das Knie bis in die Wirbelsäule fährt, bis die Zähne klappern.
Daran hat sich Ihr Körper gewöhnt und versucht, das alles so gut wie möglich zu kompensieren solange er es schafft.

Und nun befassen Sie sich mit einer Bewegungstechnik, die Ihnen zu mehr Lebensqualität verhilft, ohne Leistungsdruck, ohne Zwang, mit Freude an den Fortschritten.

Sie brauchen nicht einige Jahre, um die ergonomisch, alternative Technik zu beherrschen.

Ein halbes Jahr sollte genügen, bis es ein Genuss ist, mit müheloser Leichtigkeit dynamisch zu laufen.

Dies tun Sie für Ihre Mobilität im Alltag, die Sie sich auf Dauer erhalten sowie für eine gesunde Fitness und mentale Regeneration.

Allein das Gefühl, noch nicht „zum alten Eisen" zu gehören, da man sich sicher, zügig und schwungvoll bewegen kann, auch wenn die Kräfte nachlassen, ist ein Erfolgserlebnis.

Barbara berichtete über ihre Erfahrungen während ihres Trainings:
„Ich habe einfach beim Spazierengehen und später beim Wandern immer wieder einen Begriff der ELG zum gewohnten Gehen dazu genommen, bis mir die Elemente geläufig waren.
Es ist ja nicht so wie beim Tennis, dass dir der Ball die Zähne ausschlagen könnte, wenn du daneben triffst.
Oder wenn du Radfahren lernst, einen Fehler machst und samt dem Rad auf die Straße krachst – aufgeschürft bzw. verbogen.
Bei der ELG passiert nichts dergleichen, obwohl man die ungewohnten Bewegungen kaum sofort alle richtig ausführen kann.
Man kommt lediglich noch nicht in den vollen Genuss dieser Technik.
Der Verstand begreift schnell worum es geht, aber die Körperautomatik ist seit Jahren anders programmiert."

Mit der ELG verbessert man jedoch schon bald den Allgemeinzustand und die Beweglichkeit.

Gerade für Senioren ist es wichtig, sich auf Dauer sicher und locker bewegen zu können, um die Herausforderung des Altwerdens leichter zu bewältigen.

Mit dieser Technik können Sie gehen und wandern bis ins hohe Alter, um Muskelschwund und evtl. Osteoporose zu vermeiden; auch um später weniger auf Pflege angewiesen zu sein, durch eine gute körperliche und geistige Verfassung.

Das Rezept dafür ist: Immer in Bewegung bleiben!

Vielleicht können Sie aus der ELG einen entscheidenden Nutzen ziehen, denn Sie wissen ja, das Leben ist voll von verpassten Gelegenheiten.

Gehen Sie bei der technischen Ausführung in der didaktischen Reihenfolge vor.

Stellen Sie sicher, dass Sie die Begriffe und Elemente auswendig können und richtig ausführen.

Üben Sie jedes Element so lange ein, bis der Ablauf fast automatisch ist. Um sich daran zu gewöhnen, stehen und gehen Sie im Alltag immer in Grundhaltung, auch wenn evtl. nur zwei, drei Schritte nötig sind.

Vermeiden Sie gezwungene Bewegungen – besser locker als unbedingt gleich richtig.

Gehen Sie in einem nicht zu schnellen Tempo, aber nicht in Zeitlupe.

Nehmen Sie sich die Zeit, um Ihre Bewegungen allmählich umzuprogrammieren.

Bei Rücken– und Gelenkproblemen erspüren Sie, was Ihnen gut tut oder nicht. Da haben Sie sogar einen Vorteil vor anderen, denen Schmerzsignale fehlen und die sich deshalb noch stärker auf ihr Körpergefühl konzentrieren müssen.

Auch wenn Sie sich wenig für die Royals interessieren, so kennt doch fast jeder Prinzgemahl Phillip, den großen Danebensteher.
Mit der typischen Windsorhaltung hält er die Arme auf den Rücken und drückt mit verschränkten Händen das Steißbein nach vorn.
Die Haltung von Prinz Phillip entspricht genau der Grundhaltung (GH) der ELG.
Sie können auf dem „Startbein" stehen wie PP, wodurch Sie die richtige Grundhaltung der ELG einnehmen und mit ein, zwei Schritten in dieser Haltung losgehen.

Sehr effektiv ist es, beim Treppensteigen vorher und sogar noch zunächst beim Hinaufsteigen PPs Haltung zu nutzen.
Dass dabei Kreuzschmerzen vermieden werden können, spricht sowohl für PP wie auch für die ELG.
Behalten Sie die Schultern permanent hinten und bewegen Sie die Ellbogen ganz zurück.

Sehen Sie die Technik der ELG als bewährte Hilfe, die Sie normalerweise eins zu eins übernehmen können.
Wichtig ist aber auch, dass Sie auf Ihr Gefühl achten und erspüren, ob und wobei Schmerzen nachlassen oder sich verstärken.

Überprüfen Sie bei Schwierigkeiten, dass Sie die Alternative Technik richtig ausführen oder aufgrund von Schmerzsignalen eine Bewegung abändern müssen.

Die Änderung jedes einzelnen Begriffes muss jedoch in den in sich geschlossenen Bewegungszyklus eingepasst werden, damit keine falsche Schonhaltung entsteht.

Man kann immer einen Ausweg finden, wenn man nachdrücklich genug danach sucht.

Üben Sie täglich alleine, um ungestört die ergonomischen Bewegungen zu trainieren und ein Gefühl dafür zu entwickeln.

Um in ein rhythmisches Laufen zu kommen, sollten Sie sich die Elemente im Takt laut ansagen.

Zwischendurch können Sie auch einige Schritte ohne Ansage gehen und darauf achten, wie sich die Bewegung anfühlt.

Mit der Grundhaltung (GH) vermeidet man das durchgestreckte Bein, den punktuellen Aufprall im HK auf die Ferse (bis zum 3-fachen Körpergewicht), dessen Stoßwelle sich vom Fuß über das Knie und das Hüftgelenk bis in die Wirbelsäule fortsetzt.

Die gesperrte Hüfte im HK stoppt freie Bewegungen im Gelenk.

Macht die Hüfte bei der ELG die Bewegung hoch, vor und nach unten mit, entsteht kaum Druck auf das Hüftgelenk und wesentlich weniger Gewicht beim Aufsetzen auf die Ferse.

Vermeiden der Außenrotation des Unterschenkels und das Verdrehen des Kniegelenks:
Im HK zieht die steife Hüfte kleine Schritte zur Mitte, größere Schritte werden im Knie nach außen verdreht durch die Außenrotation des Unterschenkels.

Auch in der ergonomischen GH ergibt sich immer noch eine Außenrotation des Unterschenkels, wenn die Hüfte nicht locker mit nach vorne bewegt wird.

Versuch: Gehen Sie im HK in sehr langsamen, kleinen Schritten mit einem Fuß vor dem anderen, als würden Sie auf einem Strich gehen. Machen Sie nun langsame größere Schritte, müssen Sie die Unterschenkel von der Mitte nach außen bewegen, sonst fallen Sie um.
Die damit verbundene Außenrotation im Knie ist schlecht, sagen die Sportmediziner.
Dagegen bewegen sich bei der ELG der Fuß und das Knie gerade nach vorn und nicht von innen nach außen.
Das Kniegelenk ist ein Scharniergelenk, ausschließlich für vor und zurück, nicht für eine Drehbewegung.
Manche Leute halten das ein Leben lang durch, bei anderen gibt es mehr oder weniger schwere Knieprobleme.

Bei „Knie vorziehen" bringen Sie mit der Hüfte das Knie hoch und kicken den lockeren Unterschenkel (mit dem Ski) lässig nach vorn. Als wenn Sie einen Ball „locker kicken", d. h. mit dem Rist ins Tor schlenzen.

Der Ellbogen nimmt die passive Schulter mit einer leichten Rumpfdrehung im Oberkörper zurück und macht Platz für die Hüftbewegung nach oben. Sobald Sie das Gewicht nach hinten auf die Ferse legen und das Bein durchstrecken, bremst der Po die Abwärtsbewegung.

Mit einem gerade nach vorn geführten Schritt ist es, als würden Sie den Ski direkt vorschwingen, mit dem Sie ja keine Kurven von innen nach außen beschreiben können.

Das nach hinten „durchgestreckte" Bein bleibt (GH) auch in der Streckung im Knie noch locker im Idealwinkel durch das Hochstellen des Beckens. Sonst besteht die Gefahr einer Zerrung in der Kniekehle.

Üben Sie abwechselnd die Elemente auf der rechten und linken Seite und dann wieder beidseitig.

Wie Sie bereits wissen, wird das Körpergewicht von der Ferse, dem Po und dem nach hinten gestreckten Bein abgefangen.

Also ist es nicht möglich, nach hinten zu fallen, was man üblicherweise im HK durch Vorlastigkeit, Anspannung im Kreuz und Abbremsen in der Hüfte, dem Oberschenkel und in der Leistenbeuge zu verhindern sucht.

Ergonomisches Laufen in der GH und mit der Gewichtsverteilung nach hinten erlaubt es, die Spannung aus allen Bereichen herauszunehmen.

Machen Sie einen Versuch und legen zur Probe die Daumen in die Leistenbeuge. Gehen Sie und fühlen Sie die entspannte Beuge, achten Sie dabei auf Kniebeuge, Po und Bein: „Beugen und Bauch total entspannt".

Das Gewicht kommt auf dem Po und auf der Ferse an, die Sie ganz zurückschieben.

So können Sie Ihr Körpergewicht ohne Gegendruck im Knie- und Hüftgelenk weich abfedern, nicht wie im HK, wobei die Ferse punktuell auf dem Untergrund aufprallt.

Bei „hintersacken" stellen Sie sich vor, Sie tragen einen einigermaßen schweren Rucksack, oder Sie holen sich wirklich Ihren eigenen Rucksack.

Nun lassen Sie das Gewicht, das Sie nach hinten zieht, auf die Ferse herunter. Sacken Sie dabei „in sich zusammen" und überlassen es Po, Ferse und der Beinstütze, das Gewicht zu tragen.

Von hier unten aus können Sie sich jetzt kräftig abstemmen und aufwärts/vorwärts federn.

Sie starten den Impuls zur automatischen Anspannung der Stützmuskulatur mit „sitz und hoch".

Als Ihr eigener Trainer sollten Sie sowohl die Techniken kennen, als auch über den Hintergrund, die Zusammenhänge, die Logistik und Möglichkeiten der ELG informiert sein.

Sie müssen für die Bewegungsabläufe ein Gefühl entwickeln, das Sie sich selbst erarbeiten.

Dazu dienen die umfassenden Beschreibungen und Wiederholungen in dieser Anleitung über die verschiedenen Bereiche der ELG.

Gefühlsmäßig spannen Sie keinen Muskel im Körper an, wie Sie es sonst gewohnt waren – Sie bewegen Beine, Arme und Schultern völlig locker und sitzen entspannt auf dem eingeklemmten Po. „Hintersacken auf die Ferse, Beugen und Bauch total entspannt".

Je besser Ihnen die Entspannung gelingt, umso intensiver können Sie hochfedern, eigentlich rhythmisch tanzen. Umso dynamischer wird Ihre Hoch– und Vorwärtsbewegung.

Ein unorthodoxes Bild stammt von Barbara: „Ich stelle mir vor, ich sei eine Dampflokomotive – was mir nicht schwer fällt, weil ich bei meinem Gewicht oft sehr ins Schnaufen komme.
Die Pleuelstangen mit denen die Räder angetrieben werden, sind meine Arme und Beine. Die Stangen müssen genau die runde Bewegung des Rades mitmachen, sonst würde eine Unwucht entstehen. Beim Gehen im HK wird der Bewegungsablauf unterbrochen, da die Ferse gegen die Laufrichtung auf dem Boden aufprallt und das Laufen erst mit dem Abrollen weitergeht.
Mit der ELG bleibt die fließende runde Bewegung erhalten. Der Begriff ‚Knie vorziehen/Ferse heran' hilft mir hierbei ganz besonders."

Machen Sie maximal große Schritte und schwingen Sie sich vorwärts, als würden Sie auf Langlaufskiern mit mächtigem Schwung dahingleiten. Je größer der der Schritt, umso elastischer wippen die Beugen herab und mit „Hüftrotation" und „Ballenschub" wird die Bewegung dynamischer.

Übrigens wird Ihr Schritt richtig raumgreifend, wenn Sie mit einem Attraktor von „Knie vorziehen, Ferse heran" und „Po einklemmen, Bein ausfahren" laufen. Aus der Hüfte bringen Sie Knie und Ferse weit nach vorn.
Barbara erzählte: „Eine Freundin hat mich davor gewarnt, vorgebeugt zu stehen z. B. beim Zähneputzen oder bei der Arbeit in der Küche. Man sollte besser sitzen. Ich zeigte ihr, wie man ergonomisch vorgebeugt stehen kann. Sie hat es probiert und war erstaunt, dass ihre Verspannungen im Kreuz sofort nachließen, wenn das Steißbein nach vorn gedrückt und der untere Rücken zurück gewölbt wurde."

Achtsamkeit ist eine Form von entspannter Konzentration, ein Beachten von einzelnen Elementen wenn Sie nach einigen Monaten die ELG gut beherrschen.
Nachdem Sie jedes Element geübt haben bis es fast automatisch abläuft, brauchen Sie nur noch darauf zu achten, und es wird wie gewünscht.
Als ob die körpereigene Automatik sich bemühen würde nicht unangenehm aufzufallen, wenn Sie ein Element im Fokus haben.
Wird die Bewegung nicht Ihren Vorstellungen entsprechend, müssen Sie nochmals ein Training ansetzen.

Intuitiv sollten Sie darauf achten, was Ihr Körper tut und bei Bedarf eingreifen.

Erwin hatte die Beobachtung gemacht: „Auch wenn ich mitunter die Begriffe überhaupt nicht laut oder leise ansage und nur z. B. ein „Knie hoch/vor" erwarte, kann ich sicher sein, dass sich das Knie beim nächsten Schritt so bewegt, wie ich es mir wünsche.

Ich habe mit dem Knie ja genügend geübt und es ist, als ob das Knie genau wüsste, was es tun soll."

Dazu bemerkte ich: „Es genügt, wenn Ihnen an der Kniebewegung gefühlsmäßig irgendetwas nicht optimal erscheint. Denken Sie an das Knie und das Knie bemüht sich.

Das ist besonders von Vorteil, wenn man mit einem Attraktor läuft, sich dabei die Gegend betrachtet, mit jemandem spricht oder ein Gedicht aufsagt.

Das Versmaß und den Rhythmus des Gedichtes kann man in den Takt der ELG übernehmen.

„Die Bürgschaft" von Schiller ist bei mir 600 m lang und ein ausgezeichnetes Gehirnjogging.

Übrigens laufe ich auf einem Laufband meistens mit Musik.

Dabei ist es egal, ob im 4/4 oder im 3/4 Takt. Sie kommen immer betont auf 1 an, entweder immer auf der gleichen Seite oder abwechselnd herüben und drüben.

Somit steht Ihnen jede Art von Musik mit einem gleichmäßigen Takt zur Verfügung.

Ich lehne es ab, im Freien mit Kopfhörern zu laufen, denn es gibt dann kein Naturerlebnis mehr. Es sei denn, Sie können das ekelhafte Vogelgezwitscher nicht mehr hören."

In **Reihe, in Kombination** oder mit **Attraktor**

Wenn Sie die Begriffe ansagen, wie sie sich fortlaufend aus dem Bewegungszyklus ergeben, bleiben Sie in der Hauptreihe.
Sie können auch Begriffe überspringen oder an anderer Stelle einsteigen.
Ihrer Kreativität ist keine Grenze gesetzt, wenn Sie andere Kombinationen erfinden, solange Sie den alternativen Bewegungsablauf einhalten.

Beispiel: Po einklemmen, hintersacken, Beugen und Bauch total entspannt, drüber schwingen, vorwärts gleiten, Fuß hochschlenkern, Knie vorziehen, Ferse heran, aufwärts federn mit der Schulter, sitz! – und hoch!

Ein Attraktor ist entweder ein einzelner Begriff oder mit einigen weiteren kombiniert. Darauf ist man konzentriert, währenddessen andere Begriffe ohne Kontrolle von selbst ablaufen.
Mit einem Attraktor sind Sie nicht so permanent befasst wie mit einer Reihe. Zudem werden damit diese Begriffe besonders geübt, sollten sie vielleicht noch nicht so gut funktionieren.
So sehen Sie mehr von Ihrer Umgebung, können ein Lied singen oder pfeifen, ein Gedicht aufsagen und auch mit jemandem unterm Laufen ein paar Worte wechseln.

Sollten Sie intuitiv das Gefühl haben, dass irgendeine Bewegung unrund wird, wechseln Sie wieder zur Hauptreihe, um den „Übeltäter" zu lokalisieren.

Fällt Ihnen immer wieder der gleiche Begriff unangenehm auf, sollten Sie sich nochmals von Grund auf damit befassen, ihn einüben und evtl. einen Attraktor daraus machen.

Erwin: „Die alternative Bewegung kommt meiner Meinung nach im Sport beim Dreisprung zum Einsatz. Daraufhin habe ich Versuche gemacht und festgestellt, dass ich dabei die Ferse nicht gegen, sondern wie bei der ELG mit der Laufrichtung aufgesetzt habe.

Allerdings bin ich kein Dreispringer und so zog ich mir eine starke Zerrung im Oberschenkel und an den Adduktoren zu.

Wegen der Schmerzen konnte ich tagelang kaum gehen, bis ich herausgefunden hatte, dass bestimmte Bewegungen der ELG hierbei helfen können, vor allem „Po einklemmen, Bein hinterklappen" und zwischendurch nicht locker lassen.

Wenn ich dazu die Schultern ganz zurück nahm, um das Gewicht auf den Fersen zu behalten, war ich schmerzfrei.

In diesem Fall ist es wichtig, Beuge, Bauch und die Hüfte zu entspannen und auf dem abgestützten Po zu „sitzen". Wenn das Standbein drüben aufsetzt und die Beugen herunterwippen, muss herüben immer noch der Po abstützen.

Dadurch werden insbesondere die vordere Oberschenkelmuskulatur und die Wade nicht angespannt. Wenn ich aus Unachtsamkeit einen falschen Schritt gemacht habe, drehten sich Leute nach mir um, denn ich muss wohl unbewusst einen Schrei ausgestoßen haben."

Wir diskutierten darüber und kamen zu dem Schluss, dass es auf Beugen und Hüfte ankommt, die völlig spannungsfrei nachgeben müssen. Die Voraussetzung ist jedoch, den Po immer, auch bei der Vorwärtsbewegung eingeklemmt zu halten, bis die andere Poseite übernimmt.

Gehen Sie davon aus, dass man das „Ich" als den Körper mit Armen und Beinen und mit Gehirn, Verstand, Psyche und Bewusstsein einordnen kann, dann besteht z. B. zwischen Verstand und Körper ein Unterschied. Dabei versucht die Körperautomatik den Verstand oft auszutricksen.

Am renitentesten ist die „Kutscherhaltung", denn das Becken will immer wieder ins gewohnte Hohlkreuz zurück. Also haben Sie ein Auge darauf, denn es gibt ja mehrere Möglichkeiten, das Becken hochzustellen.

Es genügt zunächst eine intuitive Achtsamkeit, und wenn nötig eine genauere Beobachtung und Konzentration.

Üben Sie die Begriffe und Elemente alleine, bis Sie diese einigermaßen beherrschen. Auch zum weiteren Trainieren sollten Sie möglichst ungestört sein.

Sobald Sie schon einmal mit ein oder zwei Attraktoren laufen können, ist es auch möglich, in einer Gruppe im normalen Wandertempo mitzumachen. Sie können sich sogar mit „halber Konzentration" dabei unterhalten als eine Art des Gehirnjoggings.

Natürlich ist es besser, wenn die ganze Gruppe ELG betreibt. Dabei kann ein „Ansager" im Takt die Elemente vorgeben und die Gruppe wiederholt (laut oder leise).

Wenn Sie Ihren idealen Laufrhythmus vielleicht nach einem Kilometer gefunden haben und sich dynamisch und locker entspannt dahinschwingen, könnten Sie das Gefühl bekommen, fast auf der Stelle zu laufen.
Sie laufen ja im Hier und Jetzt auf der Stelle vorwärts.

Schauen Sie nun vor sich auf den Weg und sehen Sie ihn unter sich verschwinden oder Sie sehen aus dem Augenwinkel auf den Wegesrand und wissen, dass Sie sich recht zügig voran bewegen.

Um gut im Rhythmus zu sein, entsteht beim Üben der ideale Schwung am besten auf einem ebenen Weg, der sanft ansteigt bzw. abfällt.

Bergauf haben Sie sich bisher nach vorn gelehnt und sich mit der Muskulatur des Oberschenkels hochgestemmt. Jetzt legen Sie Ihr Gewicht nach hinten auf die Ferse, sacken „weg vom Berg", denn von dort holen Sie den Schwung, um hoch/vor zu federn.
Dafür brauchen Sie deutlich weniger Kraft als vorlastig im Hohlkreuz hochzusteigen.
Bisher mussten die Beine alleine die ganze Arbeit leisten, um den Rumpf, den faulen Sack, in Bewegung zu setzen.

Ignorieren Sie einfach die Steigung, machen Sie Ihre Laufgymnastik und schwingen sich den Berg hoch.
Sie laufen mit minimalem Kraftaufwand im Sitzen und bleiben kurz stehen ohne einen Muskel anzuspannen, da Sie ja weniger Gewicht auf den Boden bringen.

Dafür konnte sich Barbara begeistern: „Als hätte ich einen Allradantrieb, komme ich auch im unebenen Gelände und bergauf fast genauso zügig voran wie auf ebener Straße.
Gefühlsmäßig schwinge ich mich quer durch den Wald, einen Hang hinauf und hinunter. Ohne allzu fest aufzutreten, mit leichten, großen Schritten so stabil, dass nie die Gefahr besteht, einen Fuß zu verstauchen."

„Das kenne ich auch" sagte Erwin „aber wird es irgendwann steiler, müssen die Schritte kleiner werden, bis zum Aufsteigen."

Stockeinsatz
Gehen Sie zwischendurch, auch beim Wandern, immer einmal ohne Stockeinsatz. Die Körperbewegung ist wichtiger als die Stocktechnik und darf nicht vernachlässigt werden, indem man sich zu sehr auf die Stöcke konzentriert.
Übrigens, wenn Sie mit Stöcken gehen, fallen Sie weniger auf als ohne Stöcke. Man sieht Gruppen von Leuten oder einzelne oft mit Stöcken gehen, hat aber einer keine Stöcke und auch keinen Hund dabei, ist das schon ungewöhnlich.

Schulter- und Nackenmuskulatur entspannen:

Zieht der Ellbogen den Stockgriff (nicht die Spitze) mit einer leichten Rumpfdrehung nach hinten, ergibt sich eine lockere Rollbewegung der Schulter zurück und hoch. Dies wirkt wie eine durchblutungsfördernde Massage, da die Muskeln von Schulter und Nacken nicht angespannt werden.

Erwin berichtete: „Im Wald, im weglosen steilen Gelände, hatte ich mich verlaufen. Beim Abstieg über bemooste Felsbrocken benutzte ich die Stöcke als Stützen und schwang mich zwischen ihnen hindurch über hüfthohe Hindernisse. Auf dem Wanderpfad traf ich später einen stark übergewichtigen etwa Dreißigjährigen, der mit nach hinten gehaltenen Ellbogen bereits einige Kilometer gewandert war. Er hatte einen respektablen Bauch, belastete aber offenbar weder Rücken noch Knie, da er eilig, wenn auch etwas steifbeinig, ausschließlich auf den Fersen lief."

Relaxed Walking

Beim Relaxed Walking benützt man die Stöcke, um anzuschieben.

Wird nicht angeschoben und der Stock ist zu lang, kann man sich eigentlich nur dranhängen.

Dies sieht etwas merkwürdig aus und viele Leute tragen die Stöcke nur mit sich herum, was höchstens etwas mehr Sicherheit gibt, um nicht hinzufallen.

Sie können generell auch ohne Stöcke laufen, müssen aber dann auf einige Vorteile verzichten, wie abstützen mit Entspannung der Schultern, anschieben, auch um das Gleichgewicht und die runde Bewegung zu unterstützen.

Relaxed Walking ist im Prinzip der gleiche Bewegungsablauf wie Stufe 1 oder „Wandern" mit Anspannung der Schultern, jedoch ohne „runterwippen".

Die Schultern führen unter Spannung einen kräftigen Schub mit dem Stock nach hinten aus, um die Vorwärtsbewegung zu forcieren.

In der Hüfte entsteht mehr Gegendruck für eine höhere Schrittfrequenz.

Wichtig ist, das Gewicht trotz des dynamischen Vorwärtsschubs immer auf der Ferse zu lassen, um bei „mit der Hüfte Knie hoch/vor" und beim Abdrücken mit den Ballen nicht vorlastig zu werden.

Wenn Sie in der Lage sind, sich „sportlich" zu belasten, wäre als Trainingseffekt abwechselnd „Wandern", „Relaxed Walking" oder „Power Walking" als Intervalltraining möglich.

Verschiedenen Gangarten sind gut dafür geeignet, den individuellen Puls zu steuern.

Power Walking

Hierbei verwendet man genau die Technik „Wandern" (Stufe 3).

Besonders „runterwippen" und „hintersacken auf die Ferse" müssen beachtet werden, da man anstatt vorwärts zu federn, mit einer kurzen Flugphase **vorwärts springt**.

Beim Power Walking besteht die Gefahr einer Zerrung, wenn die GH nicht ganz genau eingehalten wird.

Um trotz des extremen Körpereinsatzes beim Vorwärtsspringen locker zu bleiben, ist ständig die volle Konzentration erforderlich.

Übrigens ist bei Problemen mit den Knien, der Hüfte oder im Kreuz von Power Walking abzuraten. Vorteile sind das sportliche Training und der Abbau von psychischer Überspannung.

Allerdings gibt es keine körperlichen oder meditativen Entspannungseffekte.

Sehen Sie die ausführlichen Beschreibungen einfach als Hilfestellung an für die Laufelemente, damit Sie nicht selbst mühsam herausfinden müssen, wie die entsprechenden Bewegungen sich logistisch ergeben, um die Sie nicht herumkommen.

Die gesamte Technik der ELG mit allen Feinheiten ergibt sich fast automatisch aus der einen Tatsache, dass das Becken hochgestellt und ein Hohlkreuz vermieden wird.

Leicht verändert ist sie für das jeweilige Gelände geeignet.

Ergonomisches „Gehen" kommt meistens im Alltag vor.

Die Technik „Wandern" eignet sich für schnelleres Gehen, Wandern sowie Bergwandern und auch für unebenen Untergrund, wie auf Wiesen, Waldwegen mit Wurzeln, Schotterbelag usw. Auch bei Glätte mit sicherem Stand auf der flachen Sohle.

Es ist ein Erlebnis, wenn man sich auf sicherem Stand und dynamischen Riesenschritten mit müheloser Leichtigkeit über alle Unebenheiten bergauf, bergab vorwärts schwingt. Als wären es die Gleitphasen beim Skilanglauf auf einer Loipe.

„Wandern" ist die eigentliche Kerntechnik der ELG, die Logistik, aus der sich alle anderen Möglichkeiten ergeben.
Mit ihrer regen Fantasie hat sich Barbara etwas ausgedacht: „Ich habe versucht, auf einem Feldweg mit Grasbewuchs nicht auf einer der Fahrspuren zu laufen, sondern auf den unebenen Grasbüscheln in der Mitte.
Die Lauftechnik wird automatisch besser, denn die Körperautomatik versucht, Unebenheiten durch verstärktes Runterwippen in der Beuge auszugleichen.
Ich stelle mir vor, ich sei ein tiefer gelegtes Ralleyauto und bleibe bei buckligem Untergrund möglichst tief auf der Ferse, um somit noch weiter nach unten abzufedern.
Das ermöglicht ein Hochkatapultieren mit vollem Schwung und trägt gleichzeitig zu mehr Trittsicherheit bei.
Auch bleibt mehr Zeit zu prüfen, ob die Stelle des Auftritts einen sicheren Stand erlaubt."

Dazu fiel mir ein: „Bei unebenem Untergrund lege ich zur Sicherheit immer Kniebandagen an, da in meinen beiden Knien seit langem der Meniskus eingerissen ist, was jedoch durch mit dem Attraktor, ‚mit der Hüfte Knie vorziehen, Ferse heran' seit Jahren keine Probleme mehr bereitet."

Die ELG macht Sie weitgehend unabhängig vom Untergrund. So laufen Sie problemlos auf hartem Asphalt, da Sie ja weich aufsetzen.

Vor allem muss vorlastig das Knie nicht mehr spitzwinklig das gesamte Körpergewicht abfangen, das während des Abrollens auf dem Fußgewölbe lastet.

Abhängig davon, ob der Fuß bereits geschädigt ist, wie bei einem Senkfuß oder Spreizfuß, kann eine starke Belastung nicht mehr möglich sein.

Anstatt der Fußmuskulatur übernehmen dann Einlagen die Stützfunktion, wodurch der passive Fuß weiter geschwächt wird.

Für ein Training der Füße gibt es sicher spezielle Anleitungen oder Kurse.

Die alternative Bewegung hilft bei Fußproblemen, da man belastungs- und schmerzfrei abrollen kann.

„Ich brauche keine Schuheinlagen mehr, ohne die ich früher nicht gehen konnte."

Die Fußmuskulatur wird wieder aktiv, wenn auch nicht in dem Maße, wie bei einer permanenten Überlastung. Mit der ELG sind die Muskeln der Füße bei jedem Abrollen in Bewegung und durch den Ballenschub gefordert – ohne weiteren Verschleiß des Fußgewölbes.

Womöglich kommen Sie ohne (orthopädische) Laufschuhe aus, die falsches Laufen, etwa bei Pronierern und Subpronierern ausgleichen sollen. Allerdings ist es bei der großen Auswahl an Sportschuhen ganz nützlich, sich evtl. ein wasserabweisendes oder atmungsaktives Modell auszusuchen.

„Ich bevorzuge Trekkingschuhe mit breiter Sohle, mit denen man einen stabileren Stand hat."

Im Winter oder im Gebirge sind auch Stiefel richtig, die zwar ein etwas größeres Gewicht haben. Aber Sie heben ja mit Hüfte und Knie den Fuß an (wie einen Langlaufski) und schwingen den Schuh nach vorn, sodass das Gewicht keine große Rolle spielt.

Als wir, Barbara, Erwin und ich uns nach längerer Zeit wieder trafen, stellte sich heraus, dass Erwin die alternative Laufbewegung besser ausführte als Barbara und ich selbst.

Er lief locker und sehr dynamisch, dabei aber in jeder Phase technisch perfekt.

Auf unsere Nachfrage erklärte er: „Anfangs musste ich mich wegen meiner Schmerzen im Knie ganz exakt an die Technik halten. Auch geringfügig falsche Bewegungen waren fatal.

Das ist immer noch so, wenn ich unvorsichtig bin, allerdings weniger schmerzhaft."

Hier warf ich ein: „Das war in den ersten Jahren, als ich noch nach der „richtigen" Bewegung suchte, genauso. Als ich später weitgehend schmerzfrei war, wurde ich wieder nachlässiger."

Erwin fuhr fort: „Mir hilft außerordentlich die Vorstellung nicht zu gehen, sondern immer einen fiktiven Skilanglauf zu betreiben. Da ich ein guter Langläufer war, kann ich mich sehr gut in diese Situation hineindenken.

Dabei stelle ich mir vor, wie die Sonne auf den glitzernden Schnee scheint, kann fühlen, wie der Ski auf dem Schnee gleitet und spüre an der Bindung das Gewicht, wenn ich den Ski anhebe.

Dass ich dann den Ski mit dem Bein voranschleppe und ihn anschließend vorschwinge, ergibt automatisch die Bewegung der ELG.

Beim Stehen mit dem vollen Gewicht der Ferse auf dem Gleitski ist mir bewusst, dass das Körpergewicht auf der hohlen Wölbung des Skis gleichmäßig verteilt ist.

So bin ich zwar auf das dynamische Gleiten konzentriert, achte aber dazwischen bewusst immer wieder auf andere Begriffe."

Barbara und ich waren vor Erstaunen über unseren Erwin sprachlos, bis Barbara schließlich sagte: „Erwin, du musst mir das beibringen. Ich habe mir selbst auch schon eine Situation intensiv vorgestellt, die mir bei der Grundhaltung half: Dass ich im hüfthohen Wasser in einem See hinausgewatet bin.

Dazu muss man mit der Hüfte das Knie anheben, um das Bein im Wasser hoch/vor zu ziehen. Gegen den Wasserwiderstand ist ein Schritt mit gestrecktem Bein nach vorn nicht möglich.

Über der Wasseroberfläche rudert man mit den Armen und dreht den Oberkörper mit.

Dieses Bild habe ich beim ergonomischen Gehen vor Augen. Seitdem ist mein Kreuz nicht mehr verspannt und das Problem mit der Wadenverhärtung gibt es auch nicht mehr.
Deine Vorstellung vom Langlaufen beinhaltet aber einen fast kompletten Bewegungsablauf und nicht nur ein Element, wie bei mir."

Ich freute mich darüber, welche Fortschritte Barbara und Erwin gemacht haben.
Vermutlich haben sie schon öfter zusammen trainiert, denn er nennt sie jetzt Babsi und sie ihn Erwinerl.

Für Sie wünsche ich mir, dass Sie von diesen Anregungen etwas profitieren, dass in der Wiederholung klarer wurde, was vielleicht zuvor weniger verständlich war.
Sollten Sie für sich eine Vorstellung entwickeln können, die Ihnen weiterhilft, werden Sie ein besseres Körpergefühl bekommen.

Erwin und Barbara haben sicher nichts dagegen, wenn Sie deren Bilder für sich übernehmen.

Im nächsten Teil erfahren Sie, welche weiteren Möglichkeiten sich mit der ELG eröffnen.
Sowohl für die allgemeine Gesundheit, als auch für den psychischen, mentalen Bereich.

4. Teil

Psychosomatik

Körperliche Gesundheit
Stressmanagement, mentale Fitness

Gesundheitsorientierte Fitness

Wenn Sie einige Male wöchentlich etwa eine Stunde ELG betreiben, haben Sie alle Vorteile eines moderaten Ausdauertrainings ohne Überanstrengung, Verkrampfung, Muskelkater oder Zerrungen.
Nahezu alle Muskeln, Sehnen und Faszien des Körpers werden trainiert. Herz und Kreislauf stabilisieren sich, der Blutdruck kommt in den Normalbereich und die allgemeine Durchblutung wird optimiert.
Ein Knie muss sich im Jahr eine Million Mal beugen und strecken. Etwa 50 % der Frauen und 30 % der Männer leiden ab dem 60. Lebensjahr unter Gelenkserkrankungen. Die gesamte Statik ist durch eine einzige Fehlstellung betroffen. Durch moderate Bewegung wird der Gelenkknorpel besser versorgt und Beschwerden durch Arthrose können weniger werden.

Nach Dr. Müller-Wohlfahrt fördert eine lockere, spannungsfreie Laufbewegung wie die der ELG, die Durchblutung des Körpers in einem wesentlich stärkeren Maß, als wenn die Muskulatur im Sport heftig angestrengt und angespannt ist.
Auch wird der Körper mit der Pumpwirkung einer lockeren Muskeltätigkeit über Venen und Lymphe entgiftet.
Dr. Müller-Wohlfarth: „So gewinnen Sie mehr Lebenskraft"

Übrigens hat man seit einiger Zeit in der Sportmedizin den Faszien eine größere Bedeutung zugemessen. Faszien umhüllen Muskeln, Organe und Nerven - vergleichbar einer Verpackungsfolie, die an den Enden verdickt ist. Dies wären die Sehnen.

Faszien haben eine wichtige Stützfunktion und tragen zur Körperspannung bei, die z. B. bei Katzen stark ausgeprägt ist. Die geschmeidige Kraft eines Tigers kommt vor allem aus seinen elastischen Faszien.

Für den Menschen ist diese Kraft der Faszien wichtig, um einen Halt zu gewährleisten, wenn Muskeln nicht angespannt sind.

Gleitende und reibungslose Bewegungen funktionieren durch das gesunde Kollagen-Netzwerk der Faszien. Dann kann man sich elegant und kraftvoll mit einer geschmeidigen Körperspannung bewegen.

Allerdings sind Faszien manchmal geschädigt, etwa wenn sie eingerissen sind, was evtl. zu erheblichen Rückenschmerzen führen kann. Faszienhüllen, die einen Nerv bis zu seinem Zielorgan umkleiden, sind mitunter verhärtet, verfilzt oder verdickt, sodass ein schmerzhafter Druck auf den Nerv entsteht.

Eine Katze zerrt sich nie die Bänder, weil sie gesunde, starke Faszien hat. Beim Menschen dagegen ist diese netzartige Struktur nicht stark genug.

Es gibt jedoch die Möglichkeit, die Faszien zu trainieren um die geschmeidige Stärke der Körperspannung zusätzlich zur Muskelkraft zu verbessern.

Man sieht das gut an jugendlichen Schwarzen, die sich lässig wie im Takt zu einer rhythmischen Musik bewegen. Bei der ELG gibt es „aufwärts federn, aus der Hüfte mit der Schulter".

Ein Ziel der ELG ist eine Bewegung ohne Anspannung, als ob die Gelenke aus Gummi wären. „Auf der Stelle vorwärts" im „Hier und Jetzt", völlig relaxed. Entschleunigung anstatt verkrampft „Kilometer zu fressen".

Am effektivsten trainiert man Faszien und Sehnen mit einem elastischen, federnden Gang und versucht in das Bewegungssystem hinein zu spüren.
Dabei ist die Bewegung nicht einfach aus der Kraft zu holen, vielmehr mit einer lockeren, schwungvollen Dynamik zu laufen und den ganzen Körper mitzubewegen.
Bleiben die Muskeln beim Laufen locker, übernehmen die Faszien und Sehnen einen größeren Anteil zur Stabilisierung des Körpers, wie auch beim Stehen ohne Muskelarbeit.

Sicher kommt Ihnen von der ELG bekannt vor, was für Faszien gilt.

Übrigens gibt es bei der ELG einen Moment („stehen bleiben und drüberschwingen"), in dem fast die gesamte Muskulatur spannungsfrei ist.

Möglicherweise ist mein eigener Rücken, trotz mehrerer Bandscheibenvorfälle und Degeneration der Wirbelkörper, wieder stabil und schmerzfrei aufgrund des Trainings der ELG, da nicht nur die Muskeln, sondern auch die Faszien zum Halt im Lendenwirbelbereich beitragen.

Allgemein wird angenommen, dass eine Kombination von optimaler Durchblutung durch Ausdauertraining im individuellen idealen Pulsbereich, kombiniert mit geistiger Betätigung, wie Gehirnjogging, die Kreativität und Intelligenz deutlich erhöht.
Ein Training im aeroben Bereich (ELG) bringt vor allem dem Gehirn mehr Sauerstoff und Energie zur besseren Informationsaufnahme– und Verarbeitung.
Der Anteil an Noradrenalin, Dopamin, Atzetylcholin und Serotonin erhöht sich. Es kommt zur vermehrten Bildung von Neuronen und einer größeren Anzahl synaptischer Verbindungen. Mit dem Abbau von Stresshormonen erhöht sich die Konzentrationsfähigkeit.

Die Myelinisierung der Nerven ist wesentlich für die Intelligenzleistung. Myelin umhüllt die Nervenfasern.
Es besteht zu 75 % aus ungesättigten Fettsäueren, zu 25 % aus Eiweiß und wird permanent durch gute Durchblutung ernährt und regeneriert. Nimmt die Myelinisierung (im Alter) ab, geht Information verloren.

Aerobes Training verlangsamt den Abbau des Myelins bzw. baut die „Hardware" wieder auf, ohne die auch Gehirnjogging nicht viel bringt. Mit der optimalen Vernetzung der Nerven steigt die Gehirnleistung und Aufgaben der „Software" lassen sich leichter lösen.

Das Gehirn sollte man abwechslungsreich mit Spaß und nicht nur durch einseitige Übungen beschäftigen. Von Vorteil wäre eine Kombination aus Kommunizieren, Lesen, Hören, Sehen, Denken, Musizieren, Schreiben, auswendig lernen usw.
Sudoku allein macht Sie lediglich zum Sudokuspezialisten.

Die Konzentration auf die Kombinationen der Laufelemente der ELG ist ein intensives Gehirnjogging mit Spaß.

Der individuelle **Lernpuls**
Ruhepuls plus Alter geteilt durch 2, abgezogen von 160
ist der Idealpuls
z. B. 60 plus 66 = 126 : 2 = 63
160 minus 63 = 97 ist der Puls zur idealen Durchblutung.

Die ELG bietet die Möglichkeit durch unterschiedlich intensive Gangarten den Idealpuls genau zu erreichen. D. h. stärker oder schwächer hochfedern, aber auch bergauf bzw. bergab zur Pulsregulierung.
Dazu genügt ein einfacher Pulsmesser.

Lernrhythmus: jeden zweiten Tag eine Stunde. Ab 30 Minuten beschleunigen sich die Prozesse im Gehirn.

Die Speicherung von Informationen im Kurz- und Langzeitgedächtnis verbessert sich nach maximal 36 Wochen – man wird intelligenter, leistungsfähiger, lockerer und glücklicher.

Auch ist die ELG für <u>Diabetiker</u> sehr gut geeignet, um Zucker abzubauen – speziell bei Übergewicht. Durch die Fettverbrennung im aeroben Trainingsbereich besteht die Chance zur Gewichtsreduzierung und dadurch weniger schädliche Hormonausschüttung aus dem Bauchfett. Besonders nach dem Frühstück steigt der Zuckerspiegel stark an. Ein täglicher „Morgenspaziergang" mit Schwung und ohne große Anstrengung mit der Technik der ELG kann in manchen Fällen helfen, Medikamente im Behandlungsplan für Diabetiker zu reduzieren.

Ein Kursteilnehmer mit medizinischen Kenntnissen vertrat die Ansicht, dass es sehr wichtig sei, die Schultern zurückzunehmen, um den Brustkorb zu weiten.
Er sagte: „Kommt das Steißbein nach vorn und ist dabei der Oberkörper vorgeneigt, würden die inneren Organe zusammengedrückt." Außerdem könne er sich vorstellen, dass sich die Muskelkontraktion bei der ELG, besonders mit dem Po, günstig auf Hämorrhoiden auswirken würde und womöglich mit einer Kräftigung des Beckenbodens bei Inkontinenz hilfreich wäre.

In einem gesünderen Körper wohnt ein gesünderer Geist, für dessen Unterstützung durch die ELG eine ganze Menge getan werden kann.

Manche Leute sind so von innerer Unruhe getrieben, dass sie ununterbrochen in Aktion sein müssen. Sonst halten sie es mit sich selbst nicht mehr aus. Dadurch verbraucht man Kraftreserven und der Akku wird leer. Sollten Sie so etwas an sich auch schon bemerkt haben, wird es Zeit, den Akku mit neuer Energie aufzuladen.

Mit der ELG können Sie wieder Kraft und Energie tanken. Das Feedback der völlig entspannten Bewegung genügt womöglich bereits, um mental zu innerer Ruhe und Ausgeglichenheit zu finden. Eine gesunde Psyche hat auch meist weniger psychosomatische Wehwehchen.

Im folgenden Abschnitt finden Sie dazu praktische Tipps und Hintergrundinformationen

Leichter leben

Stressmanagement und mentale Regeneration mit der ELG
Wer Urlaub braucht, ist selber schuld.
Raus aus der Stress-Spirale, damit Sie Ihren Urlaub genießen können! Damit Sie nicht „urlaubsreif" sind und Ihre kostbare Freizeit als Notfalltherapie zweckentfremden müssen.

Lassen Sie die Stress-Spirale einfach zu und machen nur manchmal ein Wellness-Wochenende, sind Sie danach nur vorübergehend wieder fit.
Dieser Regenerationsversuch würde allenfalls eine Woche wirksam sein.
Warten Sie bis zum Urlaub (in einem halben Jahr) kämpfen Sie evtl. schon gegen burn-out.
Sollte es Ihnen gelingen, Ihren Urlaub zu Therapiezwecken zu nutzen, sind Sie danach vielleicht zwei oder drei Wochen fitter – und dann? Sie haben Ihren Urlaub missbraucht und die Stress-Spirale nimmt wieder Fahrt auf.
Die meditative Lauftechnik der ELG steht Ihnen jederzeit, bei Bedarf täglich, zur Verfügung.

Falls Sie eine wichtige Position innehaben, wo einiges und einige Menschen von Ihnen abhängen, ist es Ihre Pflicht, sich leistungsfähig und belastbar zu erhalten.
Dies gilt auch für Ihre Rolle in der Familie.
Spätestens über das Wochenende müssten Sie sich für die neue Woche regenerieren. Reicht das nur für die halbe Woche, wären Sie bereits wieder einige Tage überlastet.

Für alles, was einem wichtig erscheint, hat man auch Zeit. Sind Ihnen mehr Gesundheit und weniger Stress wichtig genug, werden Sie sicher eine Stunde täglich dafür einplanen können. Völliges Abschalten lässt Probleme vergessen, stärkt die mentale Ausgeglichenheit, und Sie können immer wieder einfach „aussteigen" in eine positive „Gegenwelt" (nach Prof. Mayer). Der archaische Stressrhythmus ist so einfach wie effektiv: Der Anspannung folgt Entspannung. Ohne entsprechende Entspannung kommt es zum Dauerstress und der Stress-Hormonspiegel bleibt hoch.

Sollten Sie beim Autofahren in eine Stresssituation geraten, müssten Sie eigentlich aussteigen und solange umherrennen, bis Sie genügend Stresshormone abgebaut haben.

Das gleiche gilt für beruflichen und sonstigen Stress.

In der Folge von Dauerstress sterben Nervenzellen ab, es kommt im burn-out zu gestörter Verdauung und hohem Blutdruck, dumpfer und eingeschränkter Wahrnehmung. Die Emotionen verflachen, es besteht die Gefahr einer Depression. Das Immunsystem und Herz-Kreislauf sind geschwächt, die Fruchtbarkeit nimmt ab.

Bewusst oder unbewusst entwickelt jeder seine eigenen Strategien zur Stressbewältigung.

Vor dem Fernseher zu sitzen, mit Alkohol und Süßigkeiten ist eher schwach; ebenso Medikamente oder ähnliches einzunehmen. Hobbies wären schon besser.

Wellness und Urlaub helfen nur bedingt.

Es heißt, 50 % der Deutschen wären „urlaubs-reif". Unter Schlafbeschwerden, Angstgefühlen, Magen- und Herzproblemen. leiden 25 %. 53 % fühlen sich durch ihren Job permanent erschöpft. 1/5 haben chronische Rückenschmerzen, noch mehr haben oder hatten diese vorübergehend. Rückenprobleme sind komplex mit biologischen, psychischen und sozialen Ursachen.

Angeblich bewegen sich die Deutschen zu wenig, dabei ergibt sich die Stabilität der Lendenwirbel-säule zu 80 % durch die Muskulatur, die man trainieren kann.
Wenn Sie jetzt sagen müssen, Sie seien urlaubs-reif, dann ist das schon bedenklich. Fangen Sie mit sich an, tun Sie sich etwas Gutes und denken Sie nicht immer nur an andere.
Denen geht es auch besser, wenn Sie nicht mehr gestresst herumhängen oder aggressiv werden.
Dementsprechend wäre es dringend geboten, Gegenmaßnahmen zu ergreifen.

Die ELG ist relativ einfach zu erlernen und doch eine komplexe integrative Methode für Leute, die in der Lage sind, die ihnen gebotenen Vorteile zu nutzen.
Dazu brauchen Sie keine Räucherstäbchen anzu-zünden und sich eine fernöstliche Denkweise- und Philosophie anzueignen.
Mit westlicher analytischer Aha-Erkenntnis sind die Bewegungselemente in relativ kurzer Zeit be-herrschbar.
Achtsamkeit auf die Laufelemente der ELG und deren fortwährende Wiederholungen sind eine Meditationstechnik.

Dies ist eine Form der Meditation, die unserer westlichen Mentalität mehr entspricht als die ein oder andere östliche Entspannungs-Methode.
Dennoch können auch Yoga und andere Techniken von Nutzen sein.

Mit Atemtechnik oder progressiver Muskelentspannung kann man ebenfalls abschalten, um unerwünschte Gedanken für eine Weile auszublenden und ruhiger zu werden.
Es gibt auch mentale Übungen wie Autogenes Training oder Eutonie.
Die „Alternative ergonomische Laufgymnastik" ist jedoch eine Methode, welche psychische mit körperlicher Regeneration vereinigt.

Einerseits ergeben sich mit der ELG durch die gesunde körperliche Aktivität in freier Natur ohne Überanstrengung   nachhaltige positive Wirkungen.
Im sozialen Kontakt in einer Gruppe, mit Freude am Laufen ohne asketische Kasteiung.
Eine Lockerung der (verspannten) Muskulatur und optimale Durchblutung und Entgiftung.
Die Entlastung der Wirbelsäule und der Gelenke, besonders bei schmerzhaften Zuständen.
Als moderates Ausdauertraining im aeroben Bereich gibt es durch die ELG eine allgemeine Fitness für Muskeln, Faszien und Sehnen und für den Rücken ein intensives Training.

Andererseits wirkt die völlig entspannte Laufbewegung an sich schon positiv und beruhigend auf die Psyche. Konzentration, Körperbeherrschung, Koordinationsvermögen, Gleichgewichtssinn und Achtsamkeit entwickeln sich.

Sie laufen mit müheloser Leichtigkeit und „ruhen in sich" im absoluten Gleichgewicht.

Die permanente intuitive Achtsamkeit auf den Bewegungsablauf verbindet durch Gefühl und Verstand die rechte und linke Gehirnhälfte zur gemeinsamen Aktion.
Der daraus resultierende positive Effekt hilft außerordentlich bei der Stressbewältigung.
Mit innerer Ruhe und Gelassenheit, mentaler Kraft und Energie sind Sie fürs Leben gerüstet.

Fühlen Sie sich mitunter von privaten oder beruflichen Ereignissen überfordert, könnten die weiteren Tipps und Informationen für Sie wichtig sein.
Durch eine zunächst unbedeutend erscheinende Kleinigkeit im logistischen Ablauf der ELG hat sich ein neues Feld zur mentalen Regeneration eröffnet.
Wenn man einen Jogger oder Läufer sieht, der an der roten Ampel aufgehalten wird, trippelt er auf der Stelle, als müsste er aufs Klo, um seinen Laufrhythmus nicht zu verlieren bzw. die Spannung aufrecht zu erhalten.
Bei der ELG dagegen geht es um Entspannung.
Sowohl um entspannte Muskelbewegung, wie auch um innere Gelassenheit, wodurch entspanntes Laufen durch diese Wechselwirkung erst richtig möglich wird.
Somit kommt man auch mit einer Pause von einigen Minuten nicht aus dem Rhythmus, sofern man diese zur weiteren Entspannung nutzt.

Haben Sie vorher bereits Ihren schwingenden Rhythmus gefunden, werden Sie diesen auch nach etwa 10 Minuten sofort wieder aufnehmen können.
Diese Laufpause lässt sich vielfältig nutzen, wie z. B. um etwas zu trinken oder das Gegenteil, auch ein kurzes Gespräch zu führen, wenn es sich nicht gerade um eine hitzige Diskussion handelt.

Auch gibt es Ihnen die Möglichkeit, sich die Umgebung genauer anzuschauen oder sich Überlegungen über ein positives Thema zu machen, ein wenig über Gott und die Welt zu philosophieren, etwa ob es Gott gibt. Wenn man das nicht so genau weiß, ist es vielleicht besser an ihn zu glauben, was nicht schaden kann, auch wenn es ihn nicht geben sollte (Blaise Pascal).

Oder, woher kommen die Naturgesetze, die Grundlage für die Evolution usw.
Aus der naturwissenschaftlichen Literatur wird ersichtlich, dass das Universum und wir durch eine Verkettung unglaublicher Zufälle existieren, die kein Zufall sein kann.
Evtl. möchten Sie sich in einige spirituelle Momente vertiefen. Eine größere Kathedrale als den freien Himmel finden Sie nicht mehr.

Ein anderes Thema wäre z. B:
Wer bin ich eigentlich?

Ich bin verwandt mit allem und Teil des Universums. Die schwereren Atome aus denen meine Organe bestehen, stammen aus Sternen, die als Supernovae explodiert sind.
Die leichten Wasserstoffatome in meinem Körper sind etwa 13 Milliarden Jahre alt.
Alles um mich herum besteht aus der gleichen Materie...

Nehmen Sie sich für Ihre Laufpausen ein Thema vor, über das Sie nachdenken wollen und das mit Ihren alltäglichen Sorgen nichts zu tun hat.
Jedenfalls dürfen Sie keine negativen Gedanken zulassen.

In diesem Fall laufen Sie sofort weiter, am besten in der Reihenfolge des ELG-Bewegungszyklus und Ihren Sorgen davon.

Eintauchen in die Umgebung

Fahren Sie mit dem Auto durch die Gegend, dann werden Sie nicht viel davon sehen.
Auch sportlich mit dem Rad oder als Läufer bewegen Sie sich flüchtig durch die Landschaft hindurch.
Als Fußgänger bekommen Sie mehr Eindrücke; wenn Sie nicht gerade in Gedanken Ihre Einkaufsliste durchgehen oder sich in einem Gespräch ereifern.
Man kann nur durch Verweilen völlig in die Umgebung eintauchen und einen bleibenden Eindruck bekommen.
Aber wer nimmt sich schon die Zeit dazu, wenn er eiligst ans Ziel kommen will und möglichst schnell fährt, rennt und eilt.
Nur wenige bewegen sich gelassen im Gleichgewicht, alle anderen sind vorlastig „auf der Flucht" – wovor, wozu, wohin?
Frei nach Goethe: Wo man nicht zu Fuß geht und verweilt, ist man nicht gewesen.

Obwohl es nicht so falsch ist sich auszupowern, solange man so gestresst oder wütend ist, dass bald der Kessel platzt.

Anschließend muss man aber wieder zur Ruhe kommen und sich regenerieren, z. B. mit ELG.

Die Rundschau ist dafür ein Instrument.
Verweilen Sie an einer landschaftlich reizvollen Stelle. Suchen Sie einen fernen Punkt am Himmel und „zoomen" langsam immer näher heran. Sehen Sie Wolken an, den Horizont, den Wald, einen fernen Baum, verschiedene Farben und Formen, das Flussufer, die Strömung von drüben bis zum diesseitigen Ufer, die Pflanzen ein Stück weit weg, andere näher, dann einzelne ganz nahe, am Ende den Straßenbelag vor sich zu Ihren Füßen.
Jetzt machen Sie eine Viertel- (oder Achtel) Drehung und wiederholen das Ganze, bis Sie die 360 Grad der Rundschau durch sind.
Natürlich können Sie auch nur einen Ausschnitt zoomen.
Sie werden einiges sehen, von dem Sie vorher nichts wussten.
Dies können Sie auch z. B. im Urlaub bei einer Besichtigung anwenden und so bewusst Ihre Wahrnehmung vertiefen.

Es funktioniert auch umgekehrt. Sie spulen Ihre Laufgymnastik ab, auf der Stelle vorwärts, ohne von A nach B zu wollen.
Schauen Sie einen Baum etwa dreißig Meter vor sich an und sehen Sie, wie er allmählich auf Sie zukommt, während Sie Gymnastik machen.
Das kann auch die Landschaft vor Ihnen sein oder die Straße, die herankommt und unter Ihnen verschwindet.
Während des Laufens können Sie wie mit dem „Schwenk" einer Kamera rechts oder links am Horizont entlang die Gegend betrachten.

Haben Sie möglichst oft ein „flow"!

Sich wie ein Asket zu quälen ist eine Form von Dummheit.

Hier mangelt es an der nötigen Innovation, eine Strategie zu finden, durch die man auf dem Weg zum Ziel Erfolgserlebnisse hat und mit der man erfolgreich ist.

Der Fachbegriff für Erfolgserlebnisse ist „flow", d. h. fließendes Glücksgefühl.
Der Mensch lebt nicht vom Brot allein, sondern auch vom flow. Ohne tägliche kleinere, manchmal auch größere Erfolgserlebnisse ist der Tag so gut wie nicht gelebt.

Wir sind darauf programmiert, Hindernisse zu überwinden bzw. Herausforderungen zu meistern.
Also her mit den Problemen – sie müssen ja nicht gleich allzu groß sein.

Ist ein Problem unlösbar oder nicht zu schaffen, weil Sie ausgepowert und zu gestresst sind, um die notwendige Energie aufzubringen, kommt es zum Gegenteil von flow – zum Frust.
Ein Frust-Risiko wertet das flow jedoch auf, wenn es gelingt, das Problem zu bewältigen.
Je höher das Risiko, vielleicht auch in der Öffentlichkeit, umso größer und anhaltender das flow bzw. der Frust.

Mit der ELG haben Sie eine maßgeschneiderte Herausforderung und sammeln viele kleine und mittlere Erfolgserlebnisse ohne wesentliche Frustgefahr.

Beherrschen Sie die ELG perfekt, haben Sie ein größeres Erfolgserlebnis, ein flow von höherem und anhaltendem Wert. Gleichzeitig tanken Sie genug Energie, um auch mit schwierigen Problemen fertig zu werden.

Übrigens kann eine konzentrierte Achtsamkeit, wie es z. B. in einer Gefahrensituation der Fall sein könnte eine in Zeitlupe ablaufende, überdeutliche Wahrnehmung auslösen.
Ein Freikletterer berichtete, dass er an besonders schwierigen und lebensgefährlichen Felspartien nur noch automatisch reagiert, ohne bewusste Steuerung.
Dies sei ein bekanntes Phänomen und werde ebenfalls als „flow" bezeichnet.
Ich selbst kenne ähnliches von einer Verkehrssituation.
Beim Einbiegen um die Ecke in eine Einbahnstraße kam mir plötzlich ein Radfahrer entgegen. Wie in Zeitlupe nahm ich wahr, was sich innerhalb weniger Sekunden ereignete. Ich sah genau, was der Radfahrer tat und gleich tun würde, wohin er ausweichen wollte. Ich sah seinen Gesichtsausdruck, beschimpfte ihn in Gedanken und steuerte mein Auto über den Bürgersteig im Abstand von wenigen Zentimetern an der Hauswand entlang. Dies alles völlig unaufgeregt und in aller Ruhe.
Nachdem nichts passiert war, hielt ich kurz an, denn jetzt erst kam die Schreckreaktion. Schließlich war ich sehr erleichtert und hatte ein anhaltendes flow.

Organisation

Mitarbeiter in einem Betrieb mit einer gut funktionierenden Organisation fühlen sich in einer klaren Ordnung besser aufgehoben, als wenn Chaos herrscht.

Das gleiche gilt für jeden einzelnen im beruflichen wie auch im privaten Bereich.

Bringen Sie eine klare Linie in Ihr Leben und Sie werden nicht von den Ereignissen überrollt. Multitasking ist zwar toll, wenn es funktioniert, aber Sie brauchen eine Menge Energie dafür, um sich nicht gehetzt zu fühlen.

Wollen Sie Ihre Nerven schonen, machen Sie eine Prioritätenliste und arbeiten immer das Wichtigste zuerst ab – und zwar vollständig. Das gibt immer wieder ein flow!

Ob Sie Mitarbeiter oder der Chef sind, für Ihren Bereich ist es essentiell wichtig, dass Sie selbst genug Power haben, damit es Ihnen und Ihrer Umgebung gut geht.

Sind Sie ausgelaugt, antriebslos und überempfindlich, zeigen Sie mehr die Ausstrahlung eines Verlierers als eines Siegers.

Dies wirkt sich innerhalb Ihrer Familie bzw. Ihres Betriebes aus.

Viele neigen dazu, auf andere mehr Rücksicht zu nehmen als auf sich selbst, bis sie sich womöglich von urlaubsreif zu burn-out heruntergewirtschaftet haben und zu einer Belastung für die anderen werden.

Wenn Sie das für sich als wichtig genug erkannt haben, setzen Sie täglich eine Stunde ELG oben auf Ihre Prioritätenliste. Für das, was Ihnen vorrangig erscheint, haben Sie auch genug Zeit.

Vergessen Sie nicht, zwischen den einzelnen Aktivitäten oder Terminen eine Pufferzeit einzubauen.

Fahren Sie etwas früher mit dem Auto los und freuen Sie sich über jede rote Ampel, weil Sie sonst zu früh dran wären.

Planen Sie Erholungszeiten ein, für Sie selbst oder mit anderen. Sie überdrehen den Motor Ihres Autos ja auch nicht und halten die Wartungszeiten ein.

Motivation

Wenn jemand Sie zu etwas motivieren will, möchte er, dass Sie tun, was er für richtig hält, auch wenn Ihnen das nicht so gut gefällt.
Motivieren Sie sich selbst und tun Sie das, was Sie selbst für richtig und wichtig halten. Am besten im Einklang mit allgemeinen Zielen.

Zur Selbstmotivation brauchen Sie eine genaue Vorstellung von dem, was Sie erreichen wollen. Nur auf ein vages Gefühl hin etwas zu beginnen, verläuft bald wieder im Sand.

Es gibt negative und positive Motivation.
Durch die Negativmotivation entsteht meistens ein stärkerer Antrieb als mit einem frommen Wunsch.
Wenn z. B. Ihr Knie heftig schmerzt (negativ) motiviert Sie das, etwas zu unternehmen.
Führt eine Handlung zur Schmerzfreiheit, möchten Sie diesen Zustand öfter erleben (positiv), dann nehmen Sie sich die Zeit und behandeln Ihr Knie lieber schon vorbeugend.

Die effektivste Motivationstechnik ist eine Kombination von negativer und positiver Motivation.
Zeichnet sich ein gravierendes Problem ab, das Sie anpacken sollten, malen Sie sich die Folgen aus - den Teufel an die Wand, bis Ihnen mulmig wird.
Dadurch bekommen Sie den nötigen negativen Schub, um aktiv zu werden. Manche Probleme sind jedoch an sich schon erdrückend genug, die müssen Sie nicht erst anfüttern.

Bevor Sie jetzt eine Strategie zur Problemlösung erarbeiten, sollten Sie sicher sein, dass Sie die nötige Energie aufbringen, um diese Situation zu meistern.
Schlafen Sie schon schlecht, bleibt Ihnen immer noch die ELG, um Kraft und Ruhe zu tanken.
In der Ruhe liegt die Kraft dafür, dass Ihnen etwas einfällt und Sie einen Ausweg finden.

Würden Sie gerne täglich eine Stunde ELG betreiben, haben aber keine Zeit dafür, dann denken Sie an burn-out, an drohende Depression und Unfruchtbarkeit.

Sie wissen ja, dass Sie sich nach der ELG fit und regeneriert fühlen. Die Bewegung ohne große Anstrengung an frischer Luft pumpt Sie voll mit Sauerstoff, fördert die Durchblutung und macht den Kopf frei.

Eine bessere Lebensqualität führt zu mehr Erfolg im Leben.

Malen Sie ein schönes Bild an die Wand, vertreiben den Teufel und programmieren Sie sich auf
Ihr klar definiertes positives Ziel, etwa, dass Sie die ELG nicht mehr missen möchten.
Motivieren Sie sich für das Erstrebenswerte, bis es Ihnen ein Bedürfnis wird.
Das Negative verliert soweit an Präsenz, dass man gerade mal die Konsequenzen nicht ganz vergisst.

Übrigens, ich weiß nicht, ob Sie die Geschichte von dem Frosch kennen, der in eine Schale mit Milch gefallen ist.

Der Frosch hat nicht aufgehört zu strampeln, bis er auf einem Klumpen Butter saß und sich selbst mit einem energischen Satz aus der bedrohlichen Situation befreite.

Der eine packt's, der andere nicht.